AF561580

GUIDE PRATIQUE

DES MALADES

AUX EAUX DE VICHY

IMPRIMERIE D'E. DUVERGER,
Rue de Verneuil, n° 4.

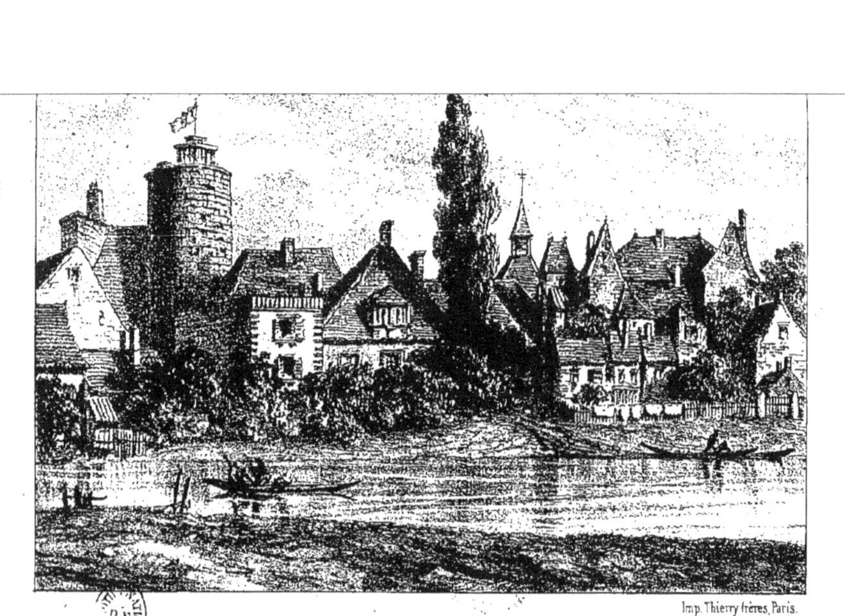

Imp. Thierry frères, Paris.

VICHY LA VILLE VUE DES BORDS DE L'ALLIER.

GUIDE PRATIQUE

DES MALADES

AUX EAUX DE VICHY

PRÉCÉDÉ DE

L'HISTOIRE ET DE LA TOPOGRAPHIE DE VICHY ET DE SES ENVIRONS

ORNÉ DE QUATRE LITHOGRAPHIES

PAR

F. BARTHEZ

Docteur en Médecine de la faculté de Paris;
Médecin principal des armées;
Médecin en chef des hôpitaux militaires du Gros-Caillou et de Vichy;
Chevalier de la Légion-d'Honneur;
Membre correspondant de l'Académie de médecine de Madrid,
de la Société de Médecine de Rouen, etc., etc.

Deuxième Édition revue et augmentée.

PARIS
CHEZ J.-B. BAILLIÈRE, LIBRAIRE,
RUE DE L'ÉCOLE-DE-MÉDECINE, N° 17.
VICHY
CHEZ MADAME BOUGAREL, LIBRAIRE, HOTEL MONTARET
En face l'Etablissement Thermal.
1849

AVANT-PROPOS.

L'accueil favorable qui a été fait à la première édition de cet ouvrage et la rapidité avec laquelle elle s'est écoulée, en ont suffisamment démontré l'utilité. Encouragé par ce succès, et jaloux de m'en rendre de plus en plus digne, j'ai fait de nouveaux efforts pour améliorer mon travail; j'en ai changé le cadre pour le mieux remplir, en y faisant entrer des développements nouveaux, plus étendus et plus complets que ceux qui se trouvent dans la première édition.

J'ai cherché par de nombreuses expériences à mieux préciser l'action physiologique que l'eau de Vichy exerce sur nos organes, soit dans l'état de santé, soit dans l'état de maladie; à éclaircir et à mettre en ordre sous ce rapport quelques idées éparses ou peu connues, de manière à permettre aux médecins et aux malades de suivre, à l'aide d'une appréciation plus rigoureuse, l'administration salutaire des eaux minérales de Vichy. J'ai fait de toutes ces expériences un résumé aussi juste que substantiel que j'ai ajouté à cette nouvelle édition, les bornes de cet ouvrage ne me permettant pas de les y consigner dans leur entier développement.

J'ai, en outre, ajouté à mon premier travail un résumé concernant les questions historiques, géographiques et géologiques de Vichy et de ses environs, dont les éléments ont été puisés dans les ouvrages des auteurs qui se sont le plus occupés de ces diverses parties, tels que : Alary, (*Album des eaux thermales du centre de la France*) (Vichy); Boulanger (*Statistique géologique et minéralogique des départements de l'Allier*); le docteur Noyer (*Lettres sur Vichy*); Lecoq (*Vichy et ses environs*); le docteur Giraudet (*Topographie de Cusset*); de tous ces travaux réunis, je me suis efforcé d'extraire brièvement un tout harmonieux, afin de les compléter les uns par les autres, en y ajoutant tout ce que j'ai pu apprécier par moi-même.

Je ne sais si j'aurai réussi à rendre cette dernière tâche aussi intéressante que je me le suis proposé pour l'agrément des baigneurs, naturellement désireux de connaître d'avance les lieux qu'ils doivent habiter; mais toujours est-il que j'ai cherché de bonne foi à apporter dans l'ensemble de ce travail toute l'exactitude désirable; à coordonner et à réunir dans un seul et même volume tous ces éléments épars, pour les ajouter à mon *Guide pratique* que j'ai publié l'année dernière, et dont l'ensemble doit former un tout complet de manière à offrir aux malades, tout à la fois, l'utile et l'agréable.

Voici, en attendant, ce que je disais dans l'avant-propos de ma première édition :

« Le désir d'être utile, le besoin de tenir n promesse, me déterminent à publier aujour d'hui cette instruction pratique, ce guide de malades qui fréquentent les eaux minérales d Vichy.

« Cet opuscule était d'autant plus nécessaire, que les ouvrages qui ont été publiés sur ces eaux, par les anciens intendants, ne sont plus au niveau des connaissances médicales, et que les conseils donnés à cette époque par les médecins ne pourraient aujourd'hui recevoir aucune application par suite des changements qui se sont introduits dans notre manière de vivre et dans nos habitudes.

« J'ai pensé, d'après ces considérations, qu'il serait utile pour les personnes qui se rendent à Vichy de tracer les règles hygiéniques à suivre, et d'indiquer sommairement ce qu'il convient de faire pour seconder l'action salutaire des eaux; car, il faut bien le dire, si nous n'obtenons pas toujours des résultats favorables, si ces eaux restent souvent sans effet ou deviennent parfois nuisibles, nous devons nous en prendre bien moins aux qualités incontestables qu'elles renferment qu'à l'oubli des précautions hygiéniques nécessaires pendant la durée du traitement.

« Le travail que je présente est loin d'être parfait, je le sais ; mais si, malgré cet aveu, qui n'est pas celui d'une fausse modestie, il se trouvait encore des esprits disposés à le critiquer, je leur dirais que l'art de guérir n'est point une profession purement littéraire, mais une espèce de sacerdoce, que chaque médecin doit pratiquer selon ses propres forces, sans trop se préoccuper des efforts de la critique; qu'il ne doit pas oublier un instant ces belles paroles d'Alibert : « Que le médecin des eaux doit être « le prêtre du temple; qu'il est là pour éclairer « les malades, les diriger par une bonne mé- « thode, et rectifier les idées ou les préjugés « qu'ils pourraient y apporter. »

« C'est en se conduisant ainsi que le médecin pourra remplacer aujourd'hui, dans l'esprit des baigneurs, le génie bienfaisant, la naïade compatissante, ou le souvenir d'un saint révéré qui, chez les peuples anciens ou dans le moyen âge, présidaient tour à tour aux propriétés bienfaisantes des eaux minérales. »

GUIDE PRATIQUE

DES MALADES

AUX EAUX DE VICHY

ORIGINE DE VICHY OU VICHY D'AUTREFOIS.

Les premiers documents qui existent sur l'origine de Vichy reposent, comme tous ceux qui datent des temps anciens, sur des suppositions ; ce serait, par conséquent, inutilement que l'on voudrait se livrer à des recherches pour approfondir une semblable question, car ce n'est véritablement qu'à partir du XIIIe siècle qu'il est permis de suivre les traces de son existence.

Disons d'abord, avant d'aller plus loin, d'où vient le nom de Vichy. Ce nom, selon les vieilles chroniques, vient de *gwich* ou *wich*, qui signifie dans le langage druidique *force*. *vertu*, et *y eau*. Selon d'autres, et cette origine me semble se rapprocher davantage de la vérité, ce nom viendrait de *vicus calidus, village chaud*. Quoi qu'il en soit, c'est sous le nom de *Aquæ calidæ* qu'on désigne Vichy dans la table théodosienne ou de Peutenger.

L'histoire écrite, les routes romaines, les débris de toute espèce qu'on découvre journellement à Vichy, tels que baignoires, poteries, pilastres, monnaies, médailles à l'effigie de Néron ou de Clodius, statuettes en bronze et en terre, etc., prouvent suffisamment que les Romains y avaient établi des thermes considérables. César, dit l'histoire, aurait passé sur le pont de Vichy situé sur l'Allier, en suivant la route romaine qui allait de Clermont à Roanne, à son retour du siége de *Gergovie des Alvernes*.

C'est au vainqueur de *Vercingetorix* qu'on fait remonter le premier établissement thermal, très fréquenté par les Romains. Tous les édifices construits par eux furent détruits plus tard par les hordes du Nord lorsqu'elles firent irruption dans les Gaules. Il serait difficile de dire ce que devint Vichy pendant toutes ces guerres de dévastation ; or, comme ce serait se jeter encore dans le vague des hypothèses, il vaut mieux, je pense, aborder franchement la partie positive de cette histoire, en remontant d'un seul trait jusqu'au XIIe siècle, puisque ce n'est qu'à cette époque seulement que nous trouvons, suivant Coiffier (*Histoire du Bourbonnais*), que Vichy dans ce temps-là était déjà le siége d'une des châtellenies du Bourbonnais. Il est dit aussi qu'en 1208 une famille considérable portant le nom de Vichy, qui descendait des seigneurs d'Albret, possédait la majeure partie des terres qui avoisinaient Vichy, et que ces biens furent confisqués par le roi de France sur les descendants de cette famille, vers le XVe siècle.

La ville, à cette époque, se divisait en plusieurs quartiers à cause de son étendue ; le premier portait le nom de *moustier*, ce point est aujourd'hui occupé par l'établissement thermal ; le deuxième était appelé le quartier des juifs et situé entre Vichy et Cusset ; le troisième portait le nom de *ville*, et le quatrième était connu sous le nom de *château-franc :* c'est ce quartier qui forme la ville actuelle.

En 1440, le duc de Bourbon, plus tard Louis XI, qui fut, à toutes les époques de sa vie, le protecteur zélé de Vichy, fonda le monastère des Célestins ainsi que son église, où il espérait finir ses jours au service de Dieu. Il fit paver les rues, creuser des fossés et élever des murs autour de la ville; on en voit encore une partie du côté de la source des Célestins. Vichy devint ensuite une place forte avec remparts, tours crénelées, fossés et pont-levis; on y entrait par trois portes dont la dernière a disparu cette année. De sept tours qui existaient, il n'en reste plus qu'une, la plus élevée de toutes, qui se trouve placée au milieu de la ville actuelle. Cette tour servait anciennement de vigie, et aujourd'hui elle sert de clocher et de gaîne à l'horloge de la ville. On voit encore, en parcourant la ville, quelques maisons portant des traces architecturales du XIIe siècle.

De tous les anciens monuments, il ne reste plus maintenant que l'église paroissiale, qui était la chapelle de l'ancien château, et la tour dont nous venons de parler.

En 1440, pendant la guerre de la Praguerie, dite du *bien public*, guerre dont Charles Ier, duc du Bourbonnais, fut le principal instigateur, le duc de Bourbon, alors dauphin, ayant manqué à la promesse qu'il avait faite de se soumettre, lui, et les seigneurs ses complices, le roi Charles VII, son père, mécontent de la conduite de son fils, rassembla ses États d'Auvergne, et partit, cette même année, de Clermont, pour étouffer la révolte. Vichy, une des places les plus fortes des rebelles, attira naturellement l'attention et le ressentiment du roi; il se porta à marches forcées sur Vichy, dont il fit le siége, après avoir fait passer son armée sur le pont. Le commandant de la ville ouvrit les portes au roi, après la première sommation. Les habitants, étrangers, comme toujours, à ces querelles de famille, demandèrent au monarque vainqueur, par l'organe de leurs magistrats, comme grâce spéciale, de n'être ni pillés, ni égorgés, conditions, dit un écrivain du temps, que le monarque «*bénignement leur* «*octroya*,» avec cette réserve, toutefois, que les vivres seraient partagés entre ses soldats, et que 800 d'entre eux y tiendraient garnison, ce qui, dit également le même auteur, « *revenait* « *à peu près au même.*»

Vichy ayant fait sa soumission, le roi partagea son armée en deux parties; la première fut dirigée sur Varennes pour en faire le siége, et avec l'autre il marcha sur Cusset, où le dauphin s'était réfugié. Les habitants déclarèrent à ce dernier, qui aurait voulu les engager à prendre sa défense, qu'ils serviraient volontiers la cause du duc de Bourbon, mais jamais contre son père. La ville s'étant soumise ensuite au pouvoir du roi, c'est alors qu'eut lieu la fameuse entrevue de Charles VII avec son fils, dont le pardon termina, heureusement pour les populations, la guerre du *bien public*.

En 1565, le couvent des Célestins fut pillé à la suite de la bataille de Cognat.

En 1568, le 5 janvier, Vichy vit arriver dans ses murs l'armée des princes confédérés, forte de six mille hommes, venant du Forez et allant à Chartres se joindre aux troupes du prince de Condé.

Le 6, cette armée, composée de soldats huguenots, du Languedoc, de l'Auvergne et du Bourbonnais, rencontra l'armée catholique entre Cognat, Randan, Ganat et Lafon, lui livra bataille. Les huguenots ayant gagné la bataille, les catholiques vaincus s'éloignèrent pour aller, dans les plaines de la Limagne, continuer leur guerre de dévastation.

En 1576, le pont de Vichy, qui avait été rompu dans la guerre précédente, fut rétabli, car le prince Palatin passa l'Allier sur ce pont pour aller au secours du parti protestant. En passant, la ville, selon l'usage, fut mise à contribution.

La même année, le couvent des Célestins fut encore complétement ruiné par les huguenots. C'est alors que ces religieux adressèrent au roi Henri III une demande pour obtenir des secours. Le roi, ayant pris en grande considération les malheurs arrivés au couvent, envoya des commissaires sur les lieux pour évaluer les dégâts. Après un rapport favorable, le monastère se releva de ses ruines. De nombreuses dotations, faites par des personnages riches qui se rendaient tous les ans à Vichy, vinrent s'ajouter à la munificence royale. C'est avec ces secours que de grandes réparations furent faites, que le jardin fut embelli, des arbres plantés, l'enclos entouré de murs, et la bibliothèque remplie d'un grand nombre de volumes pour occuper les religieux hors des moments consacrés à la prière.

En 1590, le grand prieur de France, qui, d'après une donation testamentaire faite par la reine Catherine de Médicis, disait avoir des droits sur le comté d'Auvergne, vint encore mettre le siége devant Vichy ; mais ayant appris que le marquis de Saint-Sorlin arrivait avec des troupes au secours de la ville, il leva le siége et signa une trève de quatre mois. Pendant ce temps des excès en tout genre furent commis contre la ville, en outre des contributions que chaque parti lui imposait.

Le couvent, parfaitement situé pour la défense comme pour l'attaque, fut toujours le point de mire de l'ennemi, et par conséquent de pillage de tous les partis, depuis sa fondation en 1410 jusqu'à sa suppression en 1774.

Dans cette même année 1590, le couvent eut un long siége à soutenir, pendant lequel, dit le docteur Noyer, un boulet des assiégeants vint percer jusqu'au sanctuaire de l'église, dont un pan de muraille finit par s'écrouler, ce qui n'empêcha pas les troupes du capitaine Beauregard, qui était chargé de sa défense, de commettre toutes sortes de désordres et de vexations.

Malgré toutes ces dévastations et grâce aux revenus fixes en terres considérables apportées en dotation par les ducs du Bourbonnais, ce couvent resta toujours puissant. Les rétributions offertes par des personnes pieuses, qui demandaient à être enterrées dans cette sainte demeure. venaient encore enrichir cette maison. On voyait parmi les tombeaux de ces personnages ceux des ducs de Bourbon, de Catherine de Chauvigny, du comte de la Fayette, de Claude de Desaix et de sa femme. Ce dernier tombeau était remarquable, dit Coiffier, par le travail de l'armure du chevalier et celui des chiens couchés à leurs pieds.

Au nombre des priviléges accordés au couvent, se trouvait l'exemption de péage accordée à tous ceux qui venaient faire moudre leurs grains au moulin du *Chisson*, appartenant au couvent : ce privilége, accordé par le duc Louis de Bourbon en 1410, fut renouvelé par Louis XIV.

Charles VI exempta à son tour les religieux de l'impôt sur le vin, de telle sorte que le couvent était parvenu, de priviléges en priviléges, à ne payer, dit Coiffier, aucun impôt ; cet historien ajoute qu'ils avaient encore le droit de prendre, sans payer de gabelle, trois setiers de sel au grenier de Vichy, auquel toutes les paroisses des environs venaient s'approvisionner ; ils avaient aussi, comme tous les couvents d'alors, le droit d'asile pour tous les criminels ;

ces droits et priviléges disparurent lors de la suppression du couvent, ordonnée par Louis XV, en 1774.

En 1594, Henri IV confirma tous les priviléges accordés à ce couvent par l'édit du 5 octobre 1465, en vertu duquel Vichy jouissait de l'exemption de la gabelle, du logement des troupes, etc.

En 1605, le même roi institua les inspections thermales, afin de remédier à divers abus dont la vente des eaux minérales était l'objet. Le titre d'*intendant*, qui depuis la création avait été donné aux médecins des eaux, fut changé, à l'époque de la nomination de Lucas, en 1802, en celui d'*inspecteur*.

En 1614, un second couvent de capucins, ou mieux une maison de retraite, s'installa près de l'établissement thermal. Ces religieux avaient pour obligation de recevoir les malades de leur ordre qui se rendaient à Vichy pour y prendre les eaux. Une partie de ce couvent existe encore; elle sert aujourd'hui, avec son église, à l'État qui en est propriétaire, de magasin pour le dépôt des bouteilles, la confection des caisses et l'expédition des eaux.

Mesdames de France, tantes de Louis XVI,

firent encore pendant leur séjour à Vichy, en 1785, leurs dévotions dans cette chapelle.

En 1696, Vichy était déjà très fréquenté par les seigneurs de la cour; dans cette même année, Louis XIV créa, par lettres patentes, un hospice appelé Hôpital des Pauvres de Vichy. Avant cette époque, les malheureux et les militaires étaient reçus dans une maison située au milieu de la ville, et livrés à la bienfaisance publique. Cette maison ne pouvant recevoir tous les malades qui se présentaient, ni être agrandie à cause de sa situation, l'hospice fut transféré, en 1747, à la place Sainte-Rosalie, où il existe en ce moment. Le local fut donné par M. Delabre, curé de Vichy, et le reste payé par l'administration, avec l'argent des bienfaiteurs; mais Louis XIV, en créant cet établissement, y avait attaché certaines redevances, entre autres celle de 18 deniers perçus par l'administration de l'hospice par chaque bouteille d'eau transportée

En 1676, plusieurs personnages illustres vinrent visiter Vichy. Tout le monde sait que madame de Sévigné, dont les lettres à madame de Grignan, sa fille, sont dans toutes les bibliothèques, vint y boire les eaux et prendre les douches. On connaît aussi la manière don elle parle de ce dernier mode de traitement, et l description qu'elle fait du séjour délicieux de environs de Vichy. On voit encore la maison la chambre et le cabinet qu'elle occupait dan le vieux Vichy; cette maison, appartenant madame veuve Romain, est située sur la plac de la Mairie.

L'éloquent Fléchier fit aussi, à la même époque, usage des eaux de Vichy; mais comme le écrits de ce grand orateur ne sont pas aussi répandus que les lettres de madame de Sévigné je crois être agréable au lecteur en citant quelques fragments puisés dans les ouvrages qu'il laissés sur Vichy.

« Il n'y a pas dans la nature, dit-il, d
« paysage plus beau, plus riche et plus vari
« que celui de Vichy. Lorsqu'on arrive, on voit
« d'un côté, des plaines fertiles, de l'autre de
« montagnes dont le sommet se perd dans le
« nues et dont l'aspect forme une infinité de
« tableaux différents, mais qui vers leur bas
« sont aussi fécondes en toute sorte de produc-
« tions que les meilleurs terrains de la contrée....
« Ce qu'il y a de plus remarquable en ce lieu,
« c'est qu'on n'y trouve pas seulement de quoi

« récréer la vue lorsqu'on le contemple et à « s'y nourrir délicieusement lorsqu'on l'habite, « mais encore à se guérir quand on est malade; « en sorte que toutes les beautés de la nature « semblent avoir voulu s'y réunir, avec l'abon- « dance et la santé. »

En 1700, Vichy comptait 190 feux et 700 habitants, tandis que sous l'ancienne monarchie, alors que Vichy était le siége d'une châtellenie royale, d'un grenier à sel, d'un bureau de traites, etc., etc., on y comptait 1,431 feux. Ce bureau de traites était établi pour percevoir les droits de transport des marchandises qui voyageaient jusqu'à destination sur la rivière d'Allier.

En 1774, après la suppression du couvent dans lequel il ne restait plus que six religieux, l'évêque de Clermont s'empara de tous les biens qui appartenaient à la communauté, en payant à chaque religieux, jusqu'à sa mort, 1,800 livres de pension; le dernier de ces religieux, dit M. Noyer, mourut à Vichy en 1802. Le couvent et ses dépendances subirent pendant la révolution le sort commun à tous les établissements religieux, c'est-à-dire qu'il fut démoli et les matériaux vendus pour la construction de divers hôtels de Vichy-les-Bains. Il n'en reste plus aujourd'hui que la portion que l'on voit au-dessus de la source des Célestins, et qui bientôt tombera en ruines.

En 1787, mesdames Adélaïde et Victoire de France vinrent encore à Vichy pendant la saison des eaux. Ces thermes, qui ont été fondés par ces deux princesses, se trouvaient avant elles presque abandonnés ; une seule source était recueillie, c'était celle du Grand-Puits, mise à l'abri dans un petit bâtiment que l'on appelait alors la *Maison du Roi.*

HISTOIRE DE L'ÉTABLISSEMENT THERMAL.

Le grand établissement thermal que l'on voit aujourd'hui et dont la construction date pour ainsi dire de nos jours, a succédé à la *Maison du Roi* dont nous venons de parler, laquelle renfermait dans son intérieur tout l'appareil balnéatoire, des bains, des douches et des étuves. Le fermier des eaux avait pour obligation de tenir deux lits à la disposition des pauvres qui recevaient la douche. Sur la porte de ce modeste établissement on lisait :

Lava te et porta grabatum.

Chacun pouvait alors y prendre des bains, c'était au premier occupant. Les buveurs n'y avaient aucun agrément; la seule promenade des malades se trouvait dans le couvent des Capucins; les riches et les pauvres étaient reçus indistinctement dans de mauvaises auberges; le besoin de se guérir et l'efficacité des eaux faisaient oublier aux riches leur fierté, et aux nobles toute différence de caste.

C'est dans cet état que Mesdames de France trouvèrent, en 1785, l'établissement de Vichy, et qu'elles résolurent de remédier à tous les inconvénients d'une pareille situation. L'architecte Janson fut chargé de faire un plan dans lequel se trouvait une galerie couverte pour mettre les malades à l'abri des intempéries de l'air; les baignoires d'hommes et de femmes, qui jusque-là étaient placées dans le même cabinet au grand désagrément des baigneurs, furent séparées pour toujours. D'autres améliorations avaient été projetées par les fondatrices dont la présence, dit le baron Lucas, fut un bonheur pour le pays et surtout pour les pauvres de Vichy et des environs; mais la révolution ayant tout détruit, Vichy resta sans secours jusqu'en 1806, époque à laquelle l'établissement de Vichy et les terres qui l'environnaient, sur lesquelles on a bâti plus tard l'établissement actuel, étaient devenus la propriété de l'État.

En 1812, Napoléon, pendant la campagne de Russie, affecta, par un décret daté de Cumbinen, une petite somme aux thermes de Vichy, cette somme fut employée à l'acquisition des maisons qui gênaient les abords de l'établissement, ainsi qu'à celle du terrain du parc sur lequel, à la même époque, on a dessiné et planté ces belles allées d'arbres qui font aujourd'hui les délices des baigneurs.

En 1814, madame la duchesse d'Angoulême étant venue à Vichy, des travaux d'embellissement et d'agrandissement furent de nouveau projetés ; cette princesse posa la première pierre de l'établissement actuel, à la construction duquel elle a contribué de ses propres deniers, d'après les plans de M. Rose-Beauvais. Dans les nouvelles constructions devaient s'adapter les anciennes. Ces projets exécutés et terminés en 1829 ont donné lieu à l'édifice que l'on voit aujourd'hui.

VICHY D'A PRÉSENT.

L'ancienne et petite ville de Vichy, située sur la route nationale de Paris à Nîmes, fait partie du département de l'Allier (arrondissement de la Palisse, canton de Cusset); elle est à quatre-vingt-sept lieues de Paris, à seize de Moulins, à quinze de Clermont-Ferrand et à trente-huit de Lyon.

Vichy se divise en deux parties, *Vichy-la-Ville* et *Vichy-les-Bains* ; elle est assise sur les bords de la rive droite de l'Allier dont la direction, par rapport à la ville, est du sud au nord. La vallée qui l'entoure est riche en productions de toute espèce; l'air y est pur, le climat doux et tempéré ; les habitants y sont polis, bons et affables, qualités qu'ils doivent sans doute au contact annuel du monde élégant et de la noblesse qui, de tous les pays, se donnent rendez-vous à ces thermes si justement renommés.

Les habitants, au nombre de 2,000 environ, sont généralement d'une taille peu élevée, d'un tempérament plus lymphatique que sanguin; leur système musculaire est peu développé. Les femmes sont d'une taille moyenne, plus jolies que belles ; elles ont la peau blanche, la physionomie agréable, douce et spirituelle, de belles dents et de la grâce dans le maintien.

Indépendamment de la campagne qui offre au baigneur le plus riant séjour, des routes bien entretenues et faciles viennent y aboutir de toutes parts. « Cette situation est si belle, disait « en 1676 madame de Sévigné, que si les ber« gers de l'Astrée étaient encore de ce monde, « il ne faudrait pas les chercher ailleurs qu'à « Vichy. » Que dirait aujourd'hui cette femme célèbre si elle revoyait Vichy avec tous les embellissements que la civilisation y a apportés depuis cette époque?

Vichy-la-Ville se ressent de son antiquité ; elle est d'un aspect triste et malheureux, les rues y sont étroites, escarpées et la plupart mal pavées. Plusieurs maisons tombent en ruines, mais de nouvelles, fort élégantes et à plusieurs étages, les remplacent tous les jours ; on trouve néanmoins, dans les maisons de triste apparence, des appartements et des chambres pour les malades qui ne laissent rien à désirer sous le rapport des soins et de la propreté.

Vichy-les-Bains se distingue, au contraire, par

l'élégance de ses hôtels et la coquetterie de ses maisons particulières propres et bien tenues, ayant toutes un jardin d'agrément. Les rues y sont larges et l'air y circule librement.

La vie n'y est pas coûteuse : le pauvre et le riche y trouvent une nourriture, un logement et des soins convenables. Les indigents, indépendamment de l'hôpital civil, qui au besoin pourrait les recueillir, trouvent à s'y loger et à s'y nourrir moyennant vingt sous par jour ; la dépense journalière du riche peut s'élever de cinq à dix francs.

De nombreux marchands des villes voisines, et même de Paris, viennent pendant la saison ouvrir des magasins où l'on trouve toutes sortes de produits, parmi lesquels on distingue particulièrement les incrustations ou pétrifications de Saint-Nactaire ou de Saint-Alyre, près Clermont.

L'industrie du pays consiste à tenir un hôtel garni, des chambres, ou des maisons particulières ; il résulte de là que le nombre des baigneurs constitue la bonne ou mauvaise fortune de ces locations, car une fois la saison terminée, chaque propriétaire ferme sa demeure et va solitairement se réfugier dans un coin de sa maison, attendant patiemment le retour de la saison prochaine.

Le produit du sol suffit ordinairement à la nourriture des habitants qui sont très sobres; chacun récolte à peu près pour la consommation de son année, en sorte que Vichy n'a véritablement d'autre importance que par ses eaux thermales, les plus fréquentées de France, il est vrai, qui font de cette ville la métropole de nos établissements thermaux.

GRAND ÉTABLISSEMENT THERMAL.

L'établissement que l'on voit aujourd'hui et dont nous venons de faire l'histoire offre un parallélogramme rectangle, ayant cinquante-sept mètres de côté sur soixante-seize de large. La façade principale regarde le midi; elle présente dix-sept arcades qui donnent entrée dans une galerie du rez-de-chaussée; au premier étage existe un nombre égal de fenêtres cintrées. A chaque extrémité de cette façade se trouve, au rez-de-chaussée, une grande piscine; l'intérieur contient des cabinets de bains très élégants renfermant soixante-douze baignoires, quatre cabinets pour douches, les étuves pour chauffer le linge,

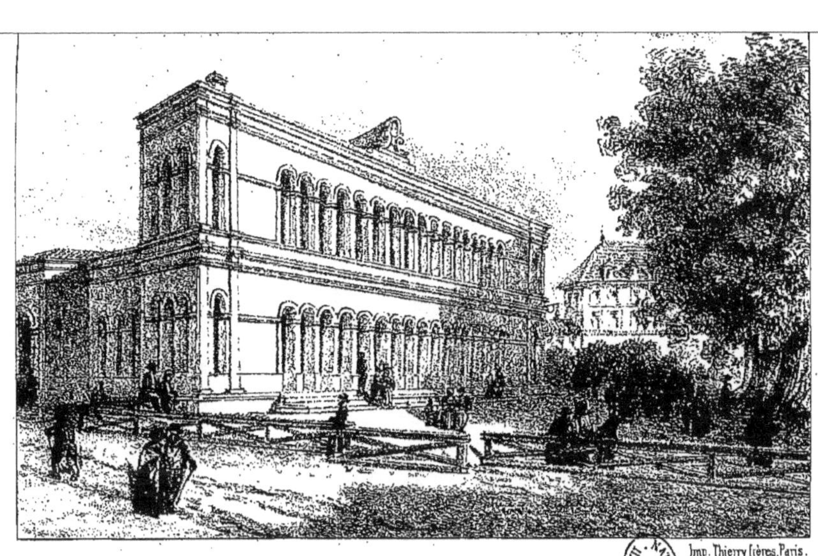

Imp. Thierry frères, Paris.

GRAND ÉTABLISSEMENT THERMAL DE VICHY

les réservoirs et les chaudières. Des promenades ou salles d'attente règnent autour des cabinets; ces salles communiquent entre elles par une galerie centrale d'où l'on découvre quatre belles fontaines ornées d'un bassin circulaire placées au milieu de quatre cours ; ces fontaines fournissent aux bains et à l'établissement la quantité d'eau douce nécessaire à tous les besoins du service.

La partie du bâtiment qui longe l'hôtel Moutaret suffit aux baigneurs venus au commencement ou à la fin de la saison ; mais au moment où ils sont le plus nombreux, tout ce côté est consacré aux dames, tandis que le côté opposé reste entièrement réservé au service des hommes.

Au premier étage, donnant sur le parc ainsi que sur une partie de la grande galerie de communication du rez-de-chaussée, se trouvent de vastes salons décorés avec le meilleur goût et la plus grande richesse. A côté de ces beaux salons, se trouvent également un cabinet de lecture avec tous les journaux, une salle de billard et une galerie de tableaux.

ÉTABLISSEMENT DE L'HÔPITAL CIVIL.

En 1819, on créa, comme annexe, l'établissement de l'hôpital bâti sur une portion du jardin appartenant à l'hospice et situé sur la place Sainte-Rosalie. Cet établissement se compose d'une jolie salle d'attente, de onze cabinets de bains et de trois cabinets de douches destinés particulièrement aux douches ascendantes, ainsi que d'une élégante piscine. L'eau minérale qui alimente cet établissement provient de la source que l'on voit au milieu de la place et qui porte le nom de source de l'Hôpital.

Depuis le 26 juillet 1830, époque à laquelle madame la duchesse d'Angoulême quitta Vichy le gouvernement, sous l'administration paternelle de M. Edmond Méchin, préfet de l'Allier, qui avait pour l'établissement de Vichy une sollicitude toute particulière, n'a pas cessé de faire des sacrifices considérables pour l'entretien des bâtiments et la conservation des sources.

Des constructions nouvelles, ayant pour but d'augmenter les ressources en eaux douces et thermales, étaient en cours d'exécution au moment de la révolution de février; depuis lors, une partie de ces grands travaux qui allaient être terminés est restée inachevée faute de fonds. Tous ces travaux étaient exécutés sur les plans de M. François, ingénieur des mines, et sous la direction de M. l'architecte Batillat.

En 1833, les frères Brosson devinrent, à titre de fermiers, adjudicataires des eaux pour neuf ans, moyennant une somme annuelle de 26,000 francs. Cette ferme est expirée en 1841, et depuis le 1er janvier 1842 l'État administre pour son propre compte.

TARIF DES EAUX MINÉRALES.

Le tarif de l'exportation des bouteilles d'eau minérale est fixé à 60 centimes le litre, l'emballage compris, et à 35 centimes le demi-litre.

Chacun peut, en outre, faire remplir des bouteilles d'un litre ou d'un demi-litre, à raison de 30 centimes pour les premières et de 15 centimes pour les autres, plus 5 centimes pour la capsule et le bouchon.

HÔPITAL THERMAL MILITAIRE.

Cet établissement, créé nouvellement, est dû à

la sollicitude toute paternelle de l'administration de la guerre en faveur de nos soldats malades, et particulièrement en faveur de ceux qui, par suite des fatigues de la guerre ou du climat d'Afrique, ont besoin du secours des eaux de Vichy pour rétablir leur santé.

Le ministre de la marine désigne également tous les ans les militaires de son département qui sont dans le même cas, et dont le nombre est aussi considérable relativement que ceux de l'armée de terre, à cause du séjour dans les colonies ou dans les diverses régions des pays chauds où les maladies du foie, de l'estomac et des intestins sont précisément les plus fréquentes, et celles qui réclament plus particulièrement le bénéfice des eaux de Vichy.

D'après une circulaire de M. le ministre de la guerre, en date du 15 février 1845, trente officiers seulement pouvaient être dirigés sur Vichy, jusqu'au grade de capitaine inclusivement ; ces officiers étaient logés à leurs frais, et recevaient gratuitement les bains de l'établissement.

Cette faveur, réservée aux seuls officiers de l'armée, éveilla, en 1846, l'attention de M. le ministre de la guerre, et particulièrement celle de M. le baron Martineau-Deschesnez, alors sous-secrétaire d'État de ce département, qui l'étendirent aux sous-officiers et soldats. C'est alors que fut formée une commission composée d'un sous-intendant militaire, d'un officier du génie et d'un médecin de l'armée, qui dut se rendre à Vichy pour examiner et traiter, s'il y avait lieu, de l'achat de l'hôtel Cornil. La commission ayant été unanime sur les convenances de l'hôtel, et les propriétaires désirant en faire l'abandon à une administration, ou mieux encore à un établissement hospitalier, plutôt qu'à un particulier, les conditions du marché furent bientôt arrêtées, sauf ratification par M. le ministre de la guerre, moyennant le prix de 140,000 francs.

M. le ministre du commerce désireux, de son côté, de concourir à cette œuvre de bienfaisance, s'empressa de concéder, pour l'usage des malades militaires, le droit de puiser 12,000 litres d'eau minérale dans les sources de l'établissement.

Cet hôtel, un des plus grands et des mieux situés de Vichy, peut recevoir aujourd'hui trente officiers et soixante sous-officiers ou soldats. Ce nombre peut être facilement porté jusqu'à cent, en faisant disparaître quelques légères cloisons, qui forment des cabinets aujourd'hui inutiles ; et si le besoin l'exigeait, il serait possible encore d'élever un premier étage au-dessus des dépendances, afin de donner la plus grande extension à cet établissement.

Les malades militaires, jusqu'à présent, ont été obligés d'avoir recours aux baignoires et aux piscines de l'établissement thermal pour profiter des eaux concédées ; mais cet inconvénient n'est que provisoire, car M. le ministre de la guerre, sur la proposition du comité du génie, a décidé que des fonds seraient réservés pour la construction d'un établissement balnéatoire complet, avec piscines, baignoires, douches et bains de vapeur, d'après le plan proposé par la commission. Ces travaux, qui doivent commencer cette année, seront terminés très probablement l'année prochaine.

HOSPICE CIVIL.

L'hospice civil de Vichy, situé sur la place Sainte-Rosalie, peut recevoir, pendant toute l'année, soixante-dix malades vieillards ou enfants des deux sexes. Sa chapelle, nouvellement restaurée, reçoit plus particulièrement, pendant la saison, les dévotions des étrangers. Cette année, un étage a été ajouté au bâtiment de droite en entrant dans la cour, de manière à pouvoir y loger commodément et très sainement soixante malades indigents, venant de toutes les parties de la France. Dans ce nombre, trente lits sont réservés pour les hommes et autant pour les femmes ; mais ce nombre se trouve réduit à cinquante-quatre, à cause de six lits réservés pour droits de fondation.

Si, pendant la saison, quelques malades quittent l'hôpital par suite de guérison ou par tout autre motif, d'autres malades peuvent les remplacer immédiatement jusqu'à la fin de la saison, laquelle avait lieu anciennement à trois époques différentes : la première durait du 15 au 31 mai ; la deuxième, du 16 au 31 du mois d'août ; et la troisième, du 8 septembre au 25 du même mois ; mais alors les malades se baignaient dans les cabinets publics du grand établissement.

Depuis qu'on a établi des piscines, cet usage a changé, et voici comment il était établi sous la dernière administration de M. Ramain-Prêtre, maire de Vichy. Chaque année l'administration de l'hospice arrêtait, par une délibération soumise au préfet, la durée du temps que devait comporter la saison, laquelle était relative aux ressources, comparées avec la cherté des vivres. La première réception des malades avait lieu le 1er juin. Cette réception était ensuite renouvelée de quinze en quinze jours, en sorte que la durée totale était, au *minimum*, d'un mois et demi, de deux mois, et quelquefois de trois.

Pour être admis à jouir du bénéfice de l'administration de l'hospice, le malade doit être muni d'un certificat d'indigence délivré par le maire de la commune et légalisé par le sous-préfet; ou bien d'un certificat du percepteur des contributions, légalisé par le maire, constatant que la personne n'est pas imposée à plus de 10 francs. Si le malade est mineur, il doit être muni d'un extrait des impositions du père ou de la mère. Il est nécessaire toutefois, pour que les malades soient certains d'y trouver de la place en arrivant à Vichy, qu'ils adressent leurs demandes par l'intermédiaire des préfets de leurs départements; comme aussi ils feront bien de se munir d'un certificat du médecin dont ils ont reçu les soins, pour servir de guide à celui qui doit les leur continuer à leur arrivée.

Cet hospice est aujourd'hui desservi par sept sœurs de charité de l'ordre de Saint-Vincent de Paul ; elles fabriquent, dans leur pharmacie, d'excellentes pastilles de Vichy, dont le produit sert à augmenter les ressources pour le soulagement des pauvres ; elles dirigent en même temps une école gratuite de jeunes filles, fondée en 1785.

EXCURSIONS.

Toutes les promenades des environs de Vichy peuvent se faire à pied, à âne ou en voiture. Tous les jours, après chaque repas, des troupeaux d'ânes bien harnachés et des voitures élégantes viennent stationner à la porte des principaux hôtels, et offrir aux baigneurs le plaisir d'une promenade ou d'une excursion dans les environs.

ALLÉE DES DAMES.

L'Allée des Dames, la promenade la plus près de Vichy, est située au bout de la rue Ballone, à l'extrémité du jardin de l'hôpital militaire ; elle est la plus fréquentée et la plus agréable des promenades qui se trouvent hors de Vichy. Cette belle allée, qui est plantée de très beaux peupliers, rappelle le séjour de mesdames Adélaïde et Victoire de France, en l'honneur desquelles furent commencées, en 1785, les premières plantations; elle fut restaurée par les soins du baron Lucas, lors du premier séjour de la duchesse d'Angoulême.

Indépendamment de l'air pur et frais qu'on y respire, la vue se perd dans un paysage charmant, et l'oreille en même temps est agréablement frappée par le bruit des eaux vives du Sichon.

Le premier objet qui se présente à la vue du promeneur est un moulin à farine, autrefois destiné au blanchiment des toiles ; plus loin est un autre moulin, celui du couvent des Célestins, le même qui jadis procurait de si grands revenus à la communauté. Puis on rencontre une pauvre et bien triste fabrique de gros draps, dont les produits sont vendus dans le pays, aux habitants de la montagne; en continuant encore, cette belle galerie de peupliers conduit aux portes de Cusset, ainsi qu'à sa belle papeterie, dernière fabrique assise sur les bords du Sichon, fondée en 1822, et dont les produits rivalisent avec ceux des fabriques les plus renommées de France.

CUSSET.

La ville de Cusset est située à trois kilomètres de Vichy, entre deux petites rivières que l'on appelle l'une le *Sichon*, et l'autre le *Jolan*. Elle est dominée de tous côtés, excepté du côté de l'ouest, par les dernières parties des montagnes du Forez.

Elle est le chef-lieu du canton et le siége du tribunal de première instance. Le nom de Cusset lui vient, dit-on, de *Cuzey*, qui, en langue celtique, veut dire *caché*.

Cette ville est très ancienne; son origine remonte au neuvième siècle; c'est pourquoi une foule d'événements, qu'il est inutile de rapporter ici, mais que le lecteur trouvera dans l'ouvrage du docteur Giraudet, viennent se rattacher à son histoire.

Nous devons dire cependant, à cause des monuments qui existent encore et qui rappellent ces époques reculées de son histoire, que ce fut à Cusset qu'eut lieu, en 1440, la fameuse entrevue de Charles VII avec son fils et le duc de Bourbon. La maison qui reçut ces personnages illustres est située sur la place, à côté de la pharmacie de M. Bru. Les personnes qui l'habitent se font un vrai plaisir d'admettre les étrangers à la visiter. Il en existe une autre de la même époque, à l'opposé de la place ; toutes les deux reconnaissables à leur construction particulière, moitié en bois, moitié en maçonnerie; leur toits sont très aigus, et soutenus par de gigantesques pignons faisant saillie sur la place.

L'église qu'on aperçoit en face est un ouvrage du onzième siècle ; à sa gauche se trouve encore le couvent des Chanoinesses avec son cloître, dont quelques parties datent de l'époque romane ; il est aujourd'hui occupé par le tribunal du commerce et la mairie ; la chapelle a été transformée en halle aux blés.

En venant de Vichy, après avoir passé le pont, pour entrer dans Cusset, on voit en face une tour noire, massive, profondément enracinée dans le sol, et dont les murs ont vingt pieds d'épaisseur. C'est la dernière des quatre tours qui servaient à défendre l'entrée d'une des quatre portes principales de la ville, la plus forti-fiée, sous Louis XI. L'intérieur de cette tour sert aujourd'hui de prison; les chambres des prisonniers sont toutes voutées ; elles réunissent d'ailleurs les conditions désirables de salubrité, ainsi que les cachots placés dans les divers étages de la tour, et taillés dans l'épaisseur des murs.

Les rues de la ville sont étroites, tortueuses et mal pavées, à ce point qu'il serait préférable, cent fois, qu'elles ne le fussent pas du tout. Les habitations du rez-de-chaussée se trouvent, dans beaucoup de maisons, au-dessous du niveau du sol, et les ruisseaux nombreux qui sillonnent la ville en tous sens contribuent encore à entretenir une grande humidité dans toutes ces maisons.

Si l'intérieur de la ville offre peu d'agréments, il faut dire aussi que les promenades publiques sont larges, aérées et garnies de très beaux platanes, et que les maisons qui les bordent, du côté de la campagne, sont généralement construites avec goût.

Le blé et le vin sont les seules productions du pays; ce dernier est plat, quoique fortement chargé en couleur et ne donne à la distillation que 8 à 10 pour cent d'alcool ; il est, en outre, peu sucré et s'acidifie facilement.

Lorsque la récolte des pommes ou des poires est abondante, on fabrique aussi du cidre et du poiré.

L'ARDOISIÈRE.

Cette excursion, une des plus agréables des environs, à sept kilomètres environ de Vichy, commence au delà du faubourg de Cusset; le trajet se fait sur une route neuve, et non encore achevée, qui doit se rendre à Ferrières et à la Croix-du-Sud. Le chemin que l'on a à parcourir se trouve encaissé et dominé à droite et à gauche par d'épaisses montagnes. Celles de gauche sont formées par des roches primitives de porphyre verdâtre, ou d'un brun rougeâtre quartzifère, parsemées de cristaux de feldspath, de quartz et de talc, mais aussi entièrement arides et sans traces de végétation. A droite et en bas on voit la rivière qui se rend à l'Allier, d'abord en nappes tranquilles, et, plus loin, se précipite comme un torrent qui se brise avec fracas à travers les rochers ; à côté s'élèvent rapidement de hautes montagnes, les dernières de la chaine du Forez, recouvertes d'arbustes et de chênes toujours verts, dont l'aspect forme, avec l'aridité du côté opposé, un contraste frappant. L'ensemble de cette vallée a quelque chose de si majestueux qu'elle n'a rien à envier aux beaux sites pittoresques de la Suisse. Le premier objet qui jadis arrêtait le voyageur dans cette promenade était un rocher connu sous le nom du *Saut de la Chèvre.*

Comme tous les historiens qui ont écrit sur Vichy font mention d'une légende qui s'y rattache, je crois nécessaire d'en dire ici un mot, encore bien que le rocher qui lui a servi de prétexte n'existe plus, la mine l'ayant fait disparaître depuis 1846 pour ouvrir un passage plus large à la nouvelle route. Voici cette légende : « Sur ce lieu existait jadis un rocher qui fermait l'entrée de la vallée ; un jour, sur la partie la plus élevée, une chèvre s'était avancée pour y brouter quelques restes d'une maigre végétation, mais à peine avait-elle achevé qu'un loup affamé s'élançait pour en faire sa proie. La lutte ne pouvait être égale ; la chèvre se précipita dans l'espace et vint tomber, *sans accident*, sur le bord du Sichon. Le loup voulut en faire autant ; mais, moins heureux que la chèvre, *il se tua* dans sa chute. Une pauvre femme, avant la destruction du rocher, avait fait de cette histoire son gagne-pain; placée là, pendant toute la saison des eaux, elle racontait cette légende, et l'auditeur ne s'en retournait jamais sans lui avoir laissé un témoignage de sa charité.

Bientôt après avoir franchi cet espace, on arrive au *hameau des Grivats*, connu par sa belle filature de coton et sa fabrique d'étoffes communes, mais très estimées. Cet établissement a été fondé par M. Rose-Beauvais, architecte de l'établissement thermal et de la papeterie de Cusset. Cette fabrique, qui occupe ordinairement de 250 à 300 ouvriers, est très utile au pays, à cause du travail qu'elle procure à toutes les familles pauvres des environs, à l'exclusion des étrangers, qui n'y sont pas admis.

En avançant de plus en plus dans la vallée, d'autres sites toujours plus pittoresques conduisent jusqu'au pont jeté sur le Sichon; on le laisse à droite pour suivre à gauche le sentier taillé dans le bois formé d'épais taillis de chênes et de coudriers; après quelques minutes de marche, et avoir atteint la hauteur d'une petite montagne, on entend, à droite, le bruit d'une cascade perdue au milieu de l'épaisseur d'une riche végétation qui indique qu'on est arrivé au *Gour saillant.* Les curieux qui veulent s'en approcher sont obligés de descendre sur le flanc du ravin en s'accrochant aux bouquets de chênes et de fougères; et après s'être reposé quelques instants sur ces rochers, on remonte le sentier qui, bientôt après, conduit jusqu'à l'ardoisière, but principal de la promenade.

Un homme, pendant la saison des eaux, se tient dans les environs pour conduire les curieux dans la grotte ou voûte souterraine; au bout de cette grotte, qu'on ne peut visiter qu'à la faveur d'une torche allumée, se trouve un large puits, profond et rempli d'eau, creusé depuis la fin du siècle dernier pour l'exploitation de l'ardoisière qui est depuis fort longtemps abandonnée à cause de la qualité trop cassante de ses produits.

En sortant de la grotte on aperçoit, en montant, les ruines d'un vieux château que la chronique du pays dit avoir appartenu à l'ordre des Templiers; la vue qu'on y découvre est si étendue qu'on se trouve largement dédommagé de ce surcroît de fatigue.

A quelques kilomètres du *Gour saillant*, et

de l'autre côté de l'eau, se trouve une vaste excavation garnie à l'intérieur de stalactites, au milieu desquelles on distingue, assez irrégulièrement il est vrai, trois bustes de femmes, ce qui a fait donner à cette excavation le nom de *Grotte des Fées;* mais il faut ajouter aussi que la course est trop pénible et le résultat trop peu satisfaisant pour tenter une pareille ascension.

MALAVAUX ET LA CÔTE DE LA JUSTICE.

Après avoir quitté l'ardoisière et les ruines du château des Templiers, ou le mont de Peyrou, on voit bientôt à droite une vallée profonde, étroite, triste et aride; c'est la vallée du Jolan; son aspect lugubre lui a valu, dans le langage populaire, le nom de *Malavaux*, ou vallée maudite.

Si, au lieu de rétrograder, comme c'est l'usage, on désire continuer le chemin qui se trouve sur la crête de la montagne pour rejoindre Cusset, on se trouve sur un terrain qui porte le nom de la *Côte de Justice,* à cause des exécutions capitales qui avaient lieu autrefois sur cette colline : à cette localité se rattache encore un autre souvenir, celui d'une jeune fille qui, victime, il y a seulement quelques années, d'un trop violent amour, et honteuse de sa faiblesse, se précipita dans un lac voisin ; une croix de bois a été posée, en souvenir, dans ce lieu abandonné, qui n'offre au visiteur, pour tout dédommagement, qu'un immense panorama trop commun aux environs de Vichy pour aller les chercher aussi loin.

LA COTE DE SAINT-AMAND.

On appelle côte Saint-Amand une belle colline, située à quatre kilomètres de Vichy ; cette promenade, qui est une des plus fréquentées, peut se faire à pied ou à âne. Cette excursion a pour avantage d'offrir au voyageur, de ce point élevé, les plus beaux sites qu'il soit possible de voir. Du côté de l'ouest, il aperçoit à ses pieds le flanc de la colline entièrement planté de vignes qui s'étendent jusqu'au village d'Albrest ; plus loin, et dans la même direction, le cours sinueux de la rivière d'Allier, le village et les sources d'Hauterive, la forêt de Randan, et à l'horizon, la riche et fertile Limagne d'Auvergne, et, si la transparence de l'atmosphère le permet, on voit encore les tours de la cathédrale de Clermont, le Puy-de-Dôme, les monts d'Or et du Cantal ; à gauche, les montagnes de Thiers et le sombre Montoncelle ; à droite Vichy, son établissement thermal, ses beaux hôtels, entourés de jardins ; au delà le Sichon, et plus loin les vignes du Creuzier.

CHATEAU DE RANDAN.

Ce château est situé au milieu de la forêt de ce nom, à seize kilomètres de Vichy ; sur la rive gauche de l'Allier, un chemin facile et bien entretenu conduit à travers la forêt à cette résidence princière.

L'histoire du château nous apprend qu'il a été bâti et occupé par des religieux de l'ordre de Saint-Benoît, vers le sixième siècle ; mais d'autres historiens pensent qu'il a été commencé sous François Ier ou sous Henri II, son fils; quoi qu'il en soit, Grégoire de Tours rapporte que ce couvent était célèbre par les vertus de ses religieux. Vers le douzième siècle, il fut transformé en château féodal, et devint, en 1491, la propriété d'Anne de Polignac, veuve du comte de Sancerre, tué à la bataille de Marignan.

En 1518, cette veuve ayant épousé François de La Rochefoucauld, cette terre passa par héritage dans cette maison.

En 1566, elle fut érigée en comté, et en 1590 elle devint la propriété du comte de Randan.

Ce n'est qu'en 1821 que ce domaine, vendu un si grand nombre de fois, fut acheté par madame la princesse Adélaïde d'Orléans à M. le comte de Choiseul-Praslin. De grands travaux et des embellissements ont été exécutés dans cette belle résidence pendant la vie de la princesse, en ayant soin de les coordonner avec les constructions anciennes.

En arrivant, on se trouve en face de la cour d'honneur, garnie d'une belle grille en fer, soutenue par des piédestaux surmontés d'un lion combattant un serpent. Au fond est la façade du château, élevé de deux étages couronnés par des tourelles en briques. La façade du côté opposé présente trois étages et le panorama le plus gracieux des environs. La grosse tour de l'ouest est la seule partie qui reste des anciennes constructions. Son intérieur est occupé par les appartements désignés sous le nom du *logis du roi*. Les autres parties de ce château ont été modifiées selon le goût moderne, et les fossés entièrement comblés.

La maçonnerie est en briques et en pierres calcaires, provenant des carrières de Chaptuzat, près d'Aigueperse. L'intérieur est remarquable par ses décors et ses riches peintures. La chapelle fixe l'attention des visiteurs par ses belles verrières présentant les trois Vertus théologales, la Foi, l'Espérance et la Charité. Dans un petit oratoire on voit encore un tableau de grand prix, représentant le martyre de sainte Dorothée ; les personnages qui ont servi de modèles sont : madame de Genlis et ses trois élèves, Louis-Philippe, alors âgé de douze ans, et ses deux frères.

La salle à manger actuelle, anciennes cuisines du château, manque d'élévation et de lumière ; les salons qui la précèdent sont revêtus de stuc imitant, par la diversité des couleurs, les plus beaux marbres connus et ornés d'arabesques décorant les voûtes et les panneaux.

Le parc est de toute beauté ; l'air y est toujours frais ; les allées, grandes et bien sablées, laissent voir de temps en temps de petites chaumières ou des cabinets rustiques. Les bois qui font partie de ce séjour lui donnent une valeur considérable, dont le revenu était consacré tous les ans à l'amélioration et à l'agrandissement du domaine, au grand avantage des petits propriétaires. La princesse était la bienfaitrice de tous les pauvres du pays, non-seulement de Randan, mais encore des villages voisins. Elle avait fondé des maisons d'asile pour les vieillards et des écoles pour les enfants; un registre, qu'elle s'empressait de consulter à son retour à Randan, était déposé dans le salon pour recevoir les noms des visiteurs du château.

CHATEAU D'EFFIAT,

Le château du maréchal d'Effiat est situé à dix-huit kilomètres de Vichy; pour s'y rendre on traverse le pont de Vichy, le village de Vaisse, le bois Garot et une partie de la forêt de Randan pour entrer de là sur le sol de la riche Limagne, et bientôt après on se trouve en vue du château d'Effiat et de ses pavillons couverts d'ardoises, tels qu'ils existaient déjà en 1557. L'extérieur ne présente rien de particulier, si ce n'est les fossés, le parc et le jardin, entourés de murailles; l'intérieur offre, au contraire, des décorations curieuses du dix-septième siècle; des tableaux anciens dont les sujets sont tirés du roman de *Don Quichotte* ou de *Roland furieux;* on y voit encore les vieilles tentures que l'on a fait restaurer, et qui datent de l'époque du célèbre maréchal, ainsi que l'ameublement de sa chambre à coucher en chêne sculpté.

Le grand désir du maréchal était de rendre cette propriété la plus considérable du royaume; mais le temps ne lui permit pas de réaliser ces magnifiques projets, ni de détourner, comme il en avait l'intention, le cours de l'Allier jusque sous les murs de son château.

Le maréchal d'Effiat, père de Cinq-Mars, exécuté à Lyon par ordre de Richelieu, avait été page d'Henri IV et ambassadeur en Angleterre, pour la négociation du mariage d'Henriette de France avec Charles Ier. Il fut nommé maréchal de France le 1er janvier 1631 ; il mourut en 1632, à l'âge de 51 ans, et il fut enterré à Effiat, selon qu'il en avait manifesté le désir.

Plus tard, ce château appartint au financier Law; ses créanciers le vendirent à M. de Sampigny d'Issoncourt. Il a été acheté en dernier lieu par M. Boucart, son possesseur actuel.

HAUTERIVE.

Hauterive est un petit village à quatre kilomètres en amont de Vichy. Ce village n'a rien de remarquable, si ce n'est les belles sources jaillissantes d'eau minérale alcaline de MM Brosson et la fabrique de bicarbonate de soude dont les produits sont si utiles et si répandus en Europe.

CHATELDON.

La petite ville de Châteldon est située à vingt-un kilomètres environ de Vichy, arrondissement de Thiers, sur la route de Paris à Nîmes et sur la droite de l'Allier. On traverse, avant d'y arriver, le village d'Abrest, de Saint-Yorre et la Maison-Blanche; à peu de distance de là, et après avoir passé le second pont, on prend le premier chemin à gauche qui conduit directement à Châteldon. Cette petite ville est bâtie au bas d'une colline sur un sol granitique; les rues sont étroites; les maisons noires et mal construites, moitié en bois et moitié en pierres, sont d'un aspect triste et malheureux : un ruisseau d'eau vive, le Vauziron qui baigne les maisons, traverse la ville dans toute sa longueur ; la population y est souffreteuse et offre surtout un grand nombre de femmes affectées de goîtres, attribués à l'eau du torrent dont les habitants font un usage habituel. D'excellentes truites sont pêchées dans ce ruisseau, à la grande satisfaction des visiteurs. Toutes les collines environnantes sont couvertes de vignes, et le vin qu'on y récolte est, sans contredit, le meilleur de l'Auvergne ; il est léger et agréable au goût et mérite d'être plus répandu, car beaucoup de vins qui figurent sur nos tables sont certainement loin d'avoir le bouquet de celui de Châteldon, si nous en jugeons par celui qui sort particulièrement des caves de M. de Lamurette. Du haut de ces coteaux on découvre un magnifique panorama : les montagnes de Thiers, la chaîne du Forez, le vieux Montoncelle et ses riches sapins, les châteaux de la Motte, de Chabannes, de Périger et de Randan, les monts d'Or, Clermont, Riom, le Puy-de-Dôme et les montagnes du Cantal.

Dans la partie supérieure du village se trouve le vieux château, monument du moyen âge, aujourd'hui propriété de M. de Lamurette, dont les manières agréables font oublier l'aspect lugubre de son château. L'épaisseur des murs de ce château, l'entrée des portes, la distribution intérieure des salles et des corridors, tout retrace le souvenir des vieux manoirs de la féodalité. On y voit encore un de ces puits obscurs, appelés *oubliettes*, au fond desquels la mort par la faim arrivait lentement aux malheureuses victimes de ce temps. Dans un des étages supérieurs, aujourd'hui servant de grenier, on aperçoit sur les murs des peintures en partie effacées, représentant des sujets religieux. Les dispositions intérieures de ce séjour disparaissent tous les ans pour faire place à de nouveaux arrangements plus en harmonie avec les besoins de notre époque.

L'église que l'on voit à l'entrée de la ville est également fort ancienne, ce que l'on reconnaît aux sculptures du moyen âge placées à son portail, représentant d'un côté un moine, et de l'autre un satyre écorché; on voit encore d'autres fragments qui paraissent également de même époque, et qui se trouvent dans l'intérieur de l'église.

Châteldon est principalement connu par ses sources d'eau minérale froide et ferrugineuse, dont la réputation justement méritée est appréciée depuis longtemps. Ces sources sont au nombre de deux, celle des vignes et celle de la montagne ; toutes les deux sont placées sur les bords du torrent dont nous avons parlé. La première appartient au docteur Desbrest, de Cusset, qui en est en même temps le médecin inspecteur ; et la seconde à M. de Lamurette. L'analyse chimique qui en a été faite a constaté que cette eau ferrugineuse avait la plus grande analogie avec les eaux de Spa, avec cette différence que celles de Châteldon renfermaient beaucoup plus de matières salines. On les prend. en boisson seulement, pour combattre la leucorrhée constitutionnelle, l'incontinence d'urine, le défaut des règles et le rétablissement de la constitution chez les personnes lymphatiques ou scrofuleuses ; elles sont bues principalement transportées, car elles peuvent être conservées en bouteilles plusieurs années sans se décomposer.

CHATEAU DE BUSSET.

Cette belle propriété, à quatorze kilomètres de Vichy, est bâtie sur les dernières montagnes du Forez, au-dessus du village de ce nom. La partie la plus élevée, qui indique de loin la présence du château, est une tour connue sous le nom de tour de Riom.

L'histoire de ce château rapporte qu'en 1374 Guillaume de Vichy en était le seigneur ; que de cette famille il passa dans la maison d'Allègre, et enfin dans celle des ducs de Bourgogne, dont les propriétaires actuels sont les descendants, par suite du mariage de Marguerite d'Allègre avec Pierre de Bourbon.

De loin, ce château offre une perspective admirable ; et le panorama qui se présente à l'horizon, lorsqu'on est arrivé sur les lieux, forme le tableau le plus riant et le plus varié des environs de Vichy.

Les points les plus intéressants à examiner sont : la cathédrale de Clermont, le Puy-de-Dôme, le Mont-d'Or et le cours sinueux de l'Allier.

L'intérieur du château est remarquable par le bon goût qui a présidé à ses décorations ; les salles, les corridors et les terrasses offrent, dans leur ensemble, le type le plus parfait des beaux domaines d'autrefois.

Cette propriété est aujourd'hui habitée par MM. de Bourbon-Busset, par madame la comtesse de Bourbon, et par madame la duchesse de Gontaud, sa mère.

CHATEAU DE CHARMEIL.

Ce château, situé sur la route de Saint-Pourçain, à huit kilomètres de Vichy, sur la rive gauche de l'Allier, est une des plus jolies propriétés des environs ; sa situation est des plus agréables ; la vue, du côté de l'Allier, après avoir parcouru une étendue considérable de belles prairies, vient se reposer agréablement sur les coteaux du Creusier ; à droite et à gauche on voit, dans l'espace, un horizon charmant formé par les jardins, les bois et les terres de ce beau domaine.

La construction du château n'est pas très ancienne ; elle date sans doute du temps de Louis XIII, si l'on en juge par les peintures placées sur les parties supérieures des portes et des cheminées. La distribution intérieure est parfaite, l'ameublement d'un très bon goût.

Ce château appartient à madame la marquise d'Ivry, dont la présence, par la bienveillance de son esprit et la noblesse de son cœur, contribue encore à l'agrément de ce séjour.

GÉOLOGIE.

Vichy, par sa situation, fait incontestablement partie de la géographie de l'Auvergne connue sous le nom de Limagne. On suppose que la vallée de Vichy, depuis Cusset jusqu'à Gannat, a été longtemps submergée, qu'elle formait un grand lac dont l'eau s'était peu à peu écoulée par des rivières et des ruisseaux jusqu'à la mer, et qu'enfin toutes ces voies d'évacuation s'étaient réunies en une seule pour former l'Allier.

Les divers produits souterrains, trouvés à toutes les époques dans cette contrée, ont donné un grand poids à cette opinion. Ces produits, par leur nature, indiquent que ce bassin était rempli par une eau douce ; ce sont des cailloux roulés et trouvés sur des montagnes ; des assises calcaires, des coquillages, des traces de squelettes d'animaux anté-diluviens, de poissons d'eau douce, d'oiseaux aquatiques et de plantes inconnues enfouis et conservés par la chaux dans des dépôts calcaires. Ce grand lac se trouvait borné par des montagnes de différentes natures, mais particulièrement de nature granitique et de roches primitives, comme celles que l'on trouve sur la route de l'Ardoisière.

On pense aussi que le niveau de ce lac aurait été déplacé par suite des secousses opérées par des mouvements volcaniques et que des montagnes se seraient montrées par suite de ces ébranlements souterrains, ou bien que des produits salins, déposés successivement au niveau du sol, auraient, en obstruant leurs propres issues, formé, par le mouvement ascensionnel, d'autres montagnes ; c'est ainsi, dans tous les cas, que se sont organisées ces masses calcaires, dures, compactes et verticalement ondulées d'arrogonite que nous voyons au-dessus de la source des Célestins.

DU CLIMAT ET DE LA VÉGÉTATION DE VICHY.

Le climat de Vichy est doux et tempéré : pendant l'hiver on y voit souvent de la neige à cause du voisinage des montagnes de l'Auvergne ; le printemps, néanmoins, y commence de bonne heure, car il n'est pas rare de voir toutes les fleurs du printemps éclore pendant le mois d'avril. C'est pourquoi les malades feraient bien, dans l'intérêt de leur santé, de se rendre à Vichy à partir du mois de mai, comm étant le plus beau et le plus agréable de la saison. Les bords de l'Allier et du Sichon sont aussi plus fleuris à cette époque de l'année.

Pendant l'été, on y remarque des jours très chauds, mais qui heureusement se trouvent rafraîchis le soir par la brise de l'Allier et du Sichon ; des orages violents éclatent souvent pendant les mois d'été à cause des hautes montagnes d'Auvergne ; en automne, le mois d'octobre est ordinairement très beau, mais il arrive souvent que des brouillards, venant des plaines de la Limagne, s'étendent comme un voile épais sur la vallée de Vichy.

Les espèces végétales qui croissent dans les environs sont semblables à celles du Bourbonnais et de l'Auvergne ; c'est pourquoi j'engage les personnes qui voudraient connaître la flore de Vichy à consulter la flore bourbonnaise. Les bornes de cet ouvrage ne me permettent pas de décrire toutes les espèces qu'on y rencontre encore, bien que la culture de toutes les terres ait restreint et rendu très difficile l'étude de la botanique dans ces contrées. La floraison de Vichy diffère peu de celle de Paris, attendu que l'élévation de Cusset au-dessus du niveau de la mer, dit le docteur Giraudet, est égale à celle de Paris, ainsi que la moyenne des deux températures.

DU RÈGNE ANIMAL.

Il suffira, je pense, pour remplir le but que je me suis proposé d'atteindre, de donner seulement un aperçu des diverses espèces animales qui croissent et qui vivent dans les environs de Vichy, afin de faire connaître les ressources que peut offrir aux baigneurs le pays qu'ils doivent habiter. Au nombre des produits de ce genre, j'aurai à signaler particulièrement parmi les *crustacés :* l'écrevisse commune, les escargots des vignes et des arbres ; parmi les *poissons* fournis par le Sichon, l'Allier et le Jolan, ainsi que par les étangs environnants : le saumon, la truite, le brochet, la carpe, le barbeau, le goujon, la tanche, la loche, le chabot, l'anguille et la lamproie.

Dans la famille des *oiseaux* ou *palmipèdes*, nous trouvons : l'oie, le canard ordinaire et le canard sauvage, la sarcelle, le pluvier, le vanneau, la bécasse, le foulque des bords des étangs, la perdrix rouge et la grive, le merle, ainsi que ceux qu'on rencontre dans toutes les basses-cours de la France.

Parmi les *quadrupèdes*, on y trouve comme partout ailleurs le mouton dont l'espèce est petite, ainsi que le bœuf ; le veau serait de très bonne qualité, si par habitude, ou mieux, afin d'économiser le lait des vaches, les habitants ne les vendaient pour être abattus aussitôt après leur naissance, à tel point qu'à Vichy le veau le plus vieux n'a jamais plus d'un mois.

Le sanglier y est très rare ; parmi les animaux nuisibles, on rencontre la vipère, le loup et le renard ; quant aux insectes, la classe en est très nombreuse.

DU RÈGNE MINÉRAL.

Vichy est bâti en grande partie sur un terrain qui a pour base principale une roche calcaire formée par les dépôts salins successifs et ascensionnels, laissés par les diverses sources thermo-minérales qui sourdent de toutes parts ; le rocher d'aragonite de la source des Célestins en offre un exemple évident, et indique suffisamment les phénomènes qui ont dû s'opérer anciennement sous ce rapport.

La découverte des puits artésiens met fort heureusement aujourd'hui à l'abri des inquiétudes qu'il serait permis d'avoir, dans un temps fort éloigné sans doute, concernant l'occlusion des sources naturelles, ainsi que celle des Célestins tend à le faire craindre depuis longtemps.

La roche des Célestins est une sorte de muraille ayant de huit à dix mètres d'épaisseur et plus de cent de largeur; sa disposition représente une suite de couches concentriques, peu épaisses et complétement verticales à surface mamelonnée. Sa composition est de calcaire cristallisé, basilaire et translucide, dont les fibres sont perpendiculaires au plan des couches; sa texture est fibreuse ou compacte ; dans d'autres points, on voit des cellules oblongues produites sans doute par un dégagement de gaz au moment où la matière calcaire était encore à l'état de pâte.

On a vu, en creusant le puits de M. Lardy, dans l'enclos des Célestins, que cette couche verticale devient, plus profondément, tout à fait horizontale. Ce travertin, ou masse calcaire concrétionnée, est exploité comme moellon ; le plus récent, qui est cristallisé et grisâtre, sert à faire de la chaux.

La composition chimique de ce travertin est de :

Carbonate de chaux . . .	0,829.
Id. de magnésie .	0,076.
Id. de fer	
Manganèse	
Argile.	0,009.

Il est permis de penser, d'après les divers trous de sonde qui ont été pratiqués depuis quelques années dans les environs de Vichy, que l'étendue de la nappe d'eau minérale peut avoir quatre kilomètres environ de superficie.

D'après le docteur Giraudet, le terrain de Vichy est formé de marne grisâtre dans les environs du Sichon, et partout ailleurs de calcaire blanchâtre. On rencontre également dans l'intérieur des terres des silex résinites, particulièrement dans les vignes de Doyat et sur la route de Vichy à Cusset.

Sur la hauteur de la côte Saint-Amand, on trouve un terrain peu épais formé de marne jaunâtre avec des débris de roches primitives, de quartz et de galets ; plus bas tous ces produits sont mélangés avec une grande quantité de sable.

Le lit de l'Allier est formé par du sable, du quartz et des galets ; la nature de ce sol et la marche rapide de la rivière, dans les environs de Vichy, sont deux circonstances qui ne permettent pas, comme quelques personnes l'ont avancé, de supposer que ce soit à l'Allier qu'on doive attribuer les nombreuses fièvres d'accès qui se manifestent dans ces contrées, ordinairement vers l'automne. Tout indique, au contraire, que le territoire de Vichy est un pays très sain; mais il faut dire aussi que le rouissage du chanvre, qu'on y cultive en assez grande quantité, et qui partout ailleurs est une cause majeure d'insalubrité, doit être considéré ici comme la cause déterminante des fièvres dont nous venons de parler.

ORIGINE DES SOURCES.

Que de théories n'a-t-on pas imaginées pour expliquer la chaleur constante des eaux minérales! aussi, comme il serait beaucoup trop long d'entrer ici dans tous ces détails, je m contenterai seulement de rapporter les explications qui paraissent approcher le plus de l vérité, explications qu'on doit admettre comm vraies, jusqu'à ce que d'autres hypothèses ou des faits plus positifs soient venus nous démontrer le contraire.

Plusieurs ingénieurs des mines, M. Tetra en particulier, ont remarqué depuis longtemps que plus on s'enfonce dans la terre, et plus sa température est élevée, dans les proportions d'un degré de chaleur par 25 ou 30 mètres de profondeur. M. Arago a également constaté ce fait dans le forage du puits artésien de Grenelle, dont l'eau, dans une profondeur de 717 mètres, a une température de 28 degrés centigrades, ce qui prouve évidemment qu'il existe au centre de notre globe un foyer de calorique dont l'élévation de température doit nécessairement tenir tout en fusion, voire même les métaux les moins fusibles. Nous voyons également, d'autre part, que les matières vomies par les volcans nous arrivent toutes en fusion. Ces faits étant parfaitement démontrés, il doit en résulter, par conséquent, que les eaux pluviales, en s'infiltrant plus ou moins profondément dans le sein de la terre, s'échauffent d'autant plus qu'elles arrivent plus près de ce foyer central et qu'à leur retour vers la surface du globe elles auront suivi, en même temps, une direction plus perpendiculaire. Cette théorie explique évidemment la cause la plus probable de la chaleur des eaux minérales.

Il existe, en outre, une différence entre les eaux thermales minérales et les eaux douces, en ce que celles-ci augmentent ou diminuent suivant que les pluies sont plus ou moins abondantes, tandis que rien de semblable n'a lieu avec les eaux thermales. Cependant on a observé, pour les sources de Vichy, que l'augmentation des eaux de l'Allier rendait en même temps les sources plus abondantes. La pression plus grande que cette rivière exerce dans ces cas aux environs des sources est de nature à expliquer suffisamment ce phénomène ascensionnel. Un autre fait également constant, c'est que, quelle que soit la température de l'atmosphère, celle des eaux thermales ne varie jamais. Une seule circonstance, cependant, peut la faire varier ; c'est un grand tremblement de terre ou une éruption volcanique. Nous ajouterons enfin, comme dernière remarque, que toutes les sources d'eaux thermales se rencontrent généralement dans les environs des lieux où existent des foyers volcaniques.

Il est prouvé que toutes les eaux minérales de Vichy, même les sources jaillissantes d'Hauterive et de Cusset, sourdent du calcaire d'eau douce, calcaire qui forme le fond de la vallée de l'Allier, et qu'elles proviennent des terrains primordiaux qui, d'après M. Boulanger, forment, avec le dépôt lacuste, une nappe plus ou moins étendue, d'où elles arrivent ensuite à la surface du sol, après avoir traversé les couches des terrains tertiaires par des fissures naturelles.

TABLEAU indiquant les diverses températures qui ont été observées à diverses époques à Vichy.

NOMS DES SOURCES.	TEMPÉRATURES OBSERVÉES PAR							
	Lassonne, le 10 juillet 1775.	Desbrest, le 27 avril 1777.	Berthier et Puvis, le 3 juillet 1820.	Longchamps, en juin 1825.	François, en octobre et novembre 1843.	François et Boulanger, janvier et mars 1844.	François et Boulanger, août 1844.	Le docteur Barthez août 1847.
Grand puits carré.	48,75	46,25	45,00	44,88	44,90	43,75	»	46
Puits Chomel. . . .	43,13	36,25	40,00	39,26	37,90	28,65	»	41
Grande-Grille. . . .	48,75	40,63	38,50	39,18	34,20	32,25	»	35
Hôpital.	36,25	36,25	»	35,25	31,60	29.90	»	31
Acacias.	31,25	28,13	»	27,25	27,70	24,20	»	»
Lucas.	»	»	»	29,75	28,45	28,00	»	29
Célestins	27,50	22,19	»	19,75	16,85	8 à 9	22,20	16
Puits Lardy. . . .	»	»	»	»	»	»	»	27

Le résultat de toutes ces expériences démontre que la température de la source de la Grande-Grille, après avoir sensiblement diminué, tend aujourd'hui à remonter. Cette diminution, dit M. Boulanger, paraît tenir à la variation du produit de la source, dont une cause de refroidissement naturel serait d'autant plus puissante qu'elle s'exercerait sur une masse d'eau moins considérable.

Produit ou jaugeage des sources.

NOMS DES SOURCES.	PRODUITS DES SOURCES DE VICHY, EN 24 HEURES, D'APRÈS LES OBSERVATIONS DE :				
	Berthier et Puvis, en 1820.	Rose-Beauvais, en 1823.	François, en 1843.	François et Boulanger	
				en janvier 1844.	en février, mars, avril et mai 1844.
	m. c.	m. c.	m. c.	m. c.	m. c.
Grand puits carré.	172,00	180,00	174,594	107,802	140,951
Puits Chomel. . .	2,50	»			
Grande-Grille. . .	15,50	»	8,082	6,835	6,277
Hôpital.	56,00	51,00	56,620	52,005	63,005
Acacias.	6,50	»	2,692	»	51,080
Lucas.	6,50	»	6,508	»	
Célestins.	0,50	»	0,455	»	0,860
Puits Lardy. . . .	»	»	»	»	36,000 lit

On voit, d'après ce tableau, que les sources d'eau minérale de Vichy ont très peu varié, sous le rapport de leur volume, pendant cet espace de vingt-quatre ans, et que l'augmentation qui existe et qui est indiquée dans la dernière colonne doit être attribuée évidemment aux grands travaux de captage, habilement exécutés, depuis quelques années, par MM. les ingénieurs François et Batillat.

DES PROPRIÉTÉS PHYSIQUES ET CHIMIQUES DES EAUX DE VICHY EN GÉNÉRAL.

Les propriétés physiques des eaux alcalines de Vichy sont, d'abord, d'être chaudes, excepté celles de la source des Célestins; claires, limpides et gazeuses; d'un goût piquant et aigrelet; d'une saveur légèrement alcaline, lixivielle au dire des anciens, caractère distinctif et dominant de toutes les fontaines minérales de Vichy. Cette saveur alcaline n'a d'ailleurs rien de désagréable, à cause de l'acide carbonique qui se dégage lorsqu'on la boit. Cet acide se trouve mélangé avec une certaine quantité d'air atmosphérique plus oxygéné que celui de l'atmosphère. Les médecins qui ont écrit anciennement sur les eaux de Vichy s'accordent pour attribuer à toutes les sources l'odeur d'hydrogène sulfuré. Cette odeur n'existe plus aujourd'hui d'une manière sensible, si ce n'est à la source Lucas, ainsi qu'au puits artésien de M. Lardy. Elles laissent déposer sur les bords des bassins du sous-carbonate de chaux tenu en dissolution par l'acide carbonique libre, avec quelques traces d'oxyde de fer. On remarque également une matière verte de nature végéto-animale qui se développe à la surface de l'eau, sous l'influence directe des rayons solaires; Berzélius l'a rencontrée également dans les eaux de Carlsbad. Longchamp lui a donné le nom de *barégine*. Elle a été décrite sous le nom de *tremella thermalis*, car on la rencontre dans toutes les eaux minérales chaudes. Elles colorent en bleu le papier de tournesol rougi par un acide faible, après le dégagement toutefois spontané de l'acide carbonique libre.

Voici, d'après l'analyse qui en a été faite en 1825 par M. Longchamp, les substances qu'elles contiennent par litre :

SUBSTANCES CONTENUES DANS LES EAUX.	SOURCES.						
	Grande Grille.	Chomel	Grand Bassin.	De l'hôpital.	Des Acacias	Lucas.	Des Célestins
	litre.	litre.	litre.	litre.	litre.	litre.	litre.
Acide carbonique. .	0,475	0,499	0,534	0,494	0,649	0,540	0,562
	gr.	gr.	gr.	gr.	gr.	gr.	gr.
Carbonate de soude.	4,9814	4,9814	4,9814	5,0513	5,0515	5,0865	5,3240
— de chaux. . .	0,3490	0,3488	0,3429	0,5223	0,5668	0,5005	0,6105
— de magnésie.	0,0849	0,0852	0,0867	0,0952	0,0972	0,0970	0,0725
Muriate de soude. .	0,5700	0,5700	0,5700	0,5426	0,5426	9.5163	0,579
Sulfate de soude. . .	0,4725	0,4725	0,4725	0,4201	0,4202	0,3933	0,275
Oxyde de fer	0,0029	0,0031	0,0066	0,0020	0,0170	0,0029	0,005
Silice.	0,0736	0,0721	0,0726	0,0478	0,0510	0,0415	0,113
Totaux. . .	6,5351	6,5331	6,5327	6,6814	6,7461	6,6678	6,98

PUITS ARTÉSIEN DE MM. BROSSON.

Il existe encore à Vichy, depuis le mois de janvier 1844, une seconde source d'eau minérale jaillissante appartenant à MM. Brosson, et obtenue à l'aide de la sonde dans une profondeur de 40 mètres, ayant une température de 24° centig., située entre le parc et la rive droite de l'Allier. D'après l'analyse qui en a été faite, officiellement, par M. O. Henry, et qu'on trouve au tableau général d'analyse, cette eau étant composée des mêmes éléments minéralisateurs que ceux des sources découvertes à Hauterive, à Cusset et à Vichy, doit nécessairement jouir des mêmes propriétés médicales, à cause de la même origine, et produire comme elles les mêmes effets que les sources naturelles dont le produit serait, dit-on, de cent mille litres par vingt-quatre heures.

Depuis la découverte de cette source, des débats se sont élevés entre l'autorité locale, les représentants du ministère du commerce et les propriétaires; les premiers ayant manifesté la crainte de voir diminuer, par le jaillissement de ce puits, les ressources fournies par les fontaines naturelles appartenant à l'État. Jusqu'à ce que les débats aient obtenu une solution définitive, les propriétaires, par suite d'une ordonnance en référé, ont été obligés de fermer provisoirement le trou de sonde, en attendant qu'une décision judiciaire ou un décret ait résolu cette importante question; nous apprenons, à l'instant de mettre sous presse, que ce jugement vient d'être rendu en faveur des propriétaires auxquels il sera permis de donner à leur source l'usage qu'ils croiront le plus utile à leurs intérêts.

EAU D'HAUTERIVE-LÈS-VICHY.

Il existait jadis à côté de ces sources et sur les bords de l'Allier deux petites fontaines qui s'écoulaient lentement au niveau du sol, et qui n'avaient d'autre usage que d'être employées en boisson par les seuls habitants de la localité. Une de ces sources ayant cessé de couler, et les habitants la croyant perdue dans les sables de l'Allier, MM. Brosson, qui en étaient les propriétaires, se livrèrent à des travaux de sondage qui, bientôt, donnèrent lieu à deux sources jaillissantes qui, en faisant leur fortune, ont agrandi en même temps la réputation des sources de Vichy.

Le produit de la source principale est, dans les 24 heures, d'environ 86 m. c., et sa température de 14 à 15° cent. L'analyse qui en a été faite par ordre du gouvernement, et que l'on peut comparer avec celles de Vichy, dans le tableau général d'analyse, prouve toute la richesse de ces éléments minéralisateurs.

« En comparant, dit M. Henry, ces résultats à ceux obtenus dans l'analyse de l'eau des sources de l'établissement thermal de Vichy, on reconnaît leur identité; et tout me porte à croire, ajoute ce chimiste, que les eaux ont la même origine, et qu'en les considérant sous le rapport physiologique et thérapeutique, il n'y a pas à douter aussi qu'elles ne jouissent des mêmes propriétés médicales. »

Dans ses observations sur la composition chimique de l'eau de plusieurs sources de Vichy, insérées au *Journal de Pharmacie et de Chimie* (janvier 1848), M. O. Henry, membre de l'Académie nationale de médecine, s'exprime ainsi : « Il y a deux ou trois ans j'ai eu l'occa-
« sion, sur la demande de plusieurs proprié-
« taires, d'analyser les eaux d'un assez grand

« nombre de sources obtenues à l'aide de fo-
« rages opérés tant à Vichy qu'à Cusset et à
« Hauterive. Ce travail m'a conduit à découvrir
« dans ces eaux et dans celles de Vichy, déjà
« analysées, des principes qu'on n'y avait pas
« signalés antérieurement. Comme la présence
« de quelques-uns de ces principes peut justifier
« certaines propriétés de ces eaux, et comme
« je n'ai rien vu publier depuis sur ce sujet,
« je crois qu'il ne sera pas sans intérêt d'en
« donner connaissance aujourd'hui. »

Plus loin ce chimiste ajoute que toutes ces eaux présentent une très grande analogie de composition; qu'elles paraissent émaner d'une nappe commune, puis s'être légèrement modifiées, ou refroidies, pendant leurs trajets souterrains; que la roche et le sol d'où elles sortent sont aussi presque identiques, et que la présence de différents principes minéralisateurs ont été enlevés par l'eau pendant son contact avec eux.

TABLEAU général donnant la composition de plusieurs sources de Vichy, éta[illegible]*e pour u*[illegible]
1,000 grammes de liquide (1 litre) et considérée comme à la sortie du sol.

PRINCIPES MINERALISATEURS.	VICHY. Source Grande-Grille.	Source Nouvelle (Brosson.)	Source (Pré-Salé.) (Brosson.)	Nouvelle source des Célestins-Lardy.	CUSSET. Source du puits (Tracy.)	Source de L'Hôpital.	HAUTERIVE. Premiere source. (Brosson.)
Azote	inapprécié.	inapprécié.	inapprécié.	inapprécié.	inapprécié.	inapprécié.	inapprécié.
Acide carbonique libre	0,231 lit.	0,272 lit.	0,310 lit	0,501 lit.	1,04 lit.	0,280 lit.	0,511 lit.
Bi-carbonates anhydres de soude	4,900 gr.	4,840 gr.	4.700 gr.	4,137 gr.	4,620 gr.	5,150 gr.	5,240 gr.
Bi-carbonates anhydres de potasse	indices.	indices.	indices.	indices.	indices.	indices.	indice.
Bi-carbonates anhydres de chaux	0,107	0,094	0,445	0,277	0,380	0,661	0,140
Bi-carbonates anhydres de magnésie	0,065	0,057	0,408	0,240	0,220	0,330	0,140
Bi-carbonates anhydres de strontiane	traces.	traces.	traces.	traces.	traces.	traces.	traces.
Bi-carbonates anhydres de lithine	*id.*	*id.*	*id.*	*id.*	*id.*	*id*	*id.*
Sulfates anhydres de soude	0,469	0,410	0,241	0,170	0,400	0,502	0,320
Sulfates anhydres de potasse	0,020	0,004	0,020	0,020	0,020	0,040	traces.
Chlorures de sodium	0,538	0,500	0,295	0,358	0,380	0,460	0,410
Chlorures de potassium	0,004	0,003	0,004	0,022	0,020	0,020	0,010
Iodure, Bromure alcalins	sensibles.	sensibles.	sensibles.	sensibles.	sensibles.	sensibles.	sensibles
Phosphate?	?	?	?	?	?	?	?
Nitrate?	?	?	?	?	?	?	?
Silicate de soude	0,400	0,340	0,276	0,120	0,030	0,120	0,050
Silicate d'alumine	0,250	0,233	0,070	inapprécié.	0,080	0,120	0,050
Fer et manganèse	0,001	0,001	0,001	0,001	0,001	0,120	0,050
Matière organ. azot. (av. conserves).	indices.	indices.	indices.	indices.	indices.	indices.	indices.
Substances fixes	6,734	6,482	6,860	5,315	6,151	7,253	6,170
Eau pure	»	»	»	»	»		»

« Parmi les produits nouvellement signalés, « continue M. Henry, je rappellerai l'iodure, la « lithine, la strontiane et le silicate alcalin. »

Depuis la publication de ces analyses, le professeur Pioggiale, mon collègue et ami, a trouvé des quantités très notables d'arsenic dans l'eau du puits carré, sur un résidu de trente litres d'eau, que j'avais fait évaporer pour en faire l'analyse. Il n'est pas douteux que les autres sources ne renferment également de l'arsenic. J'ai, en effet, appris plus tard que MM. Chevalier et Gobley avaient lu, à l'Académie de médecine, le 28 mars 1848, un mémoire sur la présence de l'arsenic dans les autres sources; dans ce mémoire, les auteurs s'expriment ainsi :

« La composition de l'eau de Vichy n'expli-« quant pas complétement les bons effets que « l'on obtient de son emploi, nous avons tenté « quelques essais sur le produit de l'évaporation « d'un litre de liquide. Nous avons opéré sur « les eaux des trois sources, Hôpital, Célestins « et Grande-Grille, et nous avons reconnu que « toutes trois renfermaient une quantité appré-« ciable d'arsenic. Les taches fournies par la « source des Célestins étaient plus nombreuses. »

M. Lassaigne a répété les expériences et les a trouvées très exactes. Plus loin ces auteurs ajoutent que M. Bru, pharmacien distingué de Vichy, a, d'après leur avis, opéré sur l'eau de Vichy dont l'origine lui était parfaitement connue, et qu'il a obtenu également des taches arsenicales.

PROPRIÉTÉS MÉDICALES DES SOURCES EN GÉNÉRAL.

D'après l'analyse chimique que nous venons de voir, il nous sera facile de nous rendre compte des propriétés médicales qu'elles renferment, en passant en revue les propriétés de chaque substance qui entre dans leur composition : ainsi nous dirons, en commençant par l'acide carbonique, que ce gaz exerce à l'intérieur une action stimulante, diurétique et apéritive; qu'il favorise les digestions, arrête les vomissements et modifie favorablement l'état de paresse de l'estomac dans les gastrites chroniques.

Il est à noter toutefois que sa présence ne convient, dans les affections gastriques, que lorsqu'elles dépendent d'un état nerveux ou saburral, mais jamais quand il existe une inflammation franche de la membrane muqueuse de cet organe.

Il agit, en outre, sur les nerfs et le cerveau en déterminant un léger trouble cérébral de la même manière que l'eau de Seltz artificielle.

A l'extérieur, cet acide irrite la peau et produit ainsi sur tout le système cutané une dérivation salutaire à l'égard des maladies des organes intérieurs.

Le bicarbonate de soude donne aux eaux de Vichy, à raison de ses propriétés particulières, celle de modifier les fluides sécrétés en les alcalisant, d'augmenter leur sécrétion, de diminuer la plasticité du sang et de nos humeurs, et, en un mot, toutes les propriétés qui caractérisent l'eau de Vichy.

L'hydrochlorate de soude agit aussi en favorisant les digestions, car sa présence, sous ce rapport, est non seulement nécessaire à l'homme, mais encore à tous les animaux, ainsi que les expériences de M. Boussingault l'ont démontré depuis longtemps.

Le sulfate de soude jouit, comme chacun sait, des propriétés purgatives, apéritives, fondantes et diurétiques. Comme tous les sels à base de soude, il n'augmente jamais la chaleur animale, ni n'accélère la circulation du sang ; lorsqu'il est administré à des doses modérées, il agit comme tonique sur l'estomac, à cause du mode particulier d'excitation qu'il exerce sur l'appareil digestif.

Quant au brôme et à l'iode, ces deux corps donnés à petite dose, ainsi qu'ils se rencontrent dans les eaux de Vichy, exercent une action stimulante sur le système muqueux, et résolutive sur le système ganglionnaire. Cette action à dose élevée est quelquefois si énergique qu'elle détermine souvent l'atrophie des organes sur lesquels on les applique.

L'arsenic donné également à petites doses a été préconisé par mon collègue Boudin comme un excellent anti-périodique dans les fièvres d'accès, et par Fowler comme un moyen puissant de guérison dans la lèpre, le rhumatisme chronique, la syphilis, les exanthèmes et les affections cancéreuses. A une certaine dose il anéantit la contractilité du cœur et produit une stupéfaction sur le système nerveux.

Le fer qu'on y remarque modifie la composition du sang dont il augmente la matière colorante, le rend plus plastique ; il favorise aussi les forces physiques dans les convalescences des maladies avec débilité ou inertie des organes, de même que dans l'anémie et la chlorose, par suite des pertes trop souvent répétées ; il est utile en même temps pour remédier aux hémorrhagies passives.

Le manganèse partage les propriétés du fer ; on l'emploie aussi comme emménagogue dans l'aménorrhée et la chlorose.

Nous passerons sous silence les autres substances que renferment les eaux de Vichy, les propriétés qu'elles possèdent étant peu connues. Peut-être ces eaux leur doivent-elles, ainsi qu'aux autres substances que la chimie n'a pu encore découvrir, une partie de leurs propriétés médicinales.

Si, après avoir tracé, ainsi que nous venons de le faire, les principaux caractères des eaux de Vichy, nous ouvrons les livres des auteurs qui ont écrit sur ces eaux, nous trouverons qu'il n'est pas de maladies ni d'infirmités dont elles ne puissent opérer la guérison. Cette opinion d'une vertu médicinale sans bornes n'est pas plus exacte, disons-le tout d'abord, que celle de leurs propriétés purgatives ; car, dit Chomel, les eaux de nos fontaines sont apéritives, désopilatives et *purgatives*, les unes plus, les autres moins. Cette action est si peu certaine qu'elles produisent, ordinairement, un effet tout contraire ; surtout si, comme le recommande Fouet, on a le soin de ne les prendre qu'à très petites doses. De cette manière aussi elles agissent avec plus de fruit, car si elles purgent, dit également ce médecin, cet effet ne peut être dû qu'à leur propre poids, c'est-à-dire que le malade en aura pris une trop grande quantité à la fois. Après ce dérangement il n'est pas rare de voir une constipation opiniâtre s'établir, et la personne être obligée d'avoir recours aux lavements ou aux sels purgatifs.

Leur action sur l'estomac, les digestions, les reins et la vessie, est des plus énergiques et des plus constantes.

La digestion stomacale est considérablement augmentée; mais s'il arrive parfois que l'eau soit vomie, ou que le malade éprouve seulement du malaise du côté de l'estomac, ces symptômes gastriques, quand la dose est modérée, et que le malade se tient au régime des eaux, ne sont ordinairement que passagers ; si, malgré ces conditions, ces symptômes persistaient, ce serait un indice que l'estomac est très irrité ou très susceptible ; dans ce dernier cas, il est permis de supposer que la tolérance n'est pas encore établie.

Cette tolérance, de la part de l'estomac et des intestins, sans laquelle le traitement est impossible, a lieu, presque toujours, dès le début quand on a eu soin d'augmenter insensiblement la dose. Dans le cours du traitement, la sécrétion de la salive ne paraît pas augmentée, mais il est à remarquer que les malades prennent sans répugnance des quantités d'eau minérale qu'ils ne pourraient jamais avaler si c'était de l'eau ordinaire.

L'excitation que ces eaux déterminent sur les divers organes de la digestion est parfois tellement vive qu'il arrive souvent qu'un grand nombre de malades sont obligés d'en suspendre l'usage pour ne pas s'exposer à contracter de véritables inflammations.

L'eau introduite dans l'estomac est absorbée promptement par les veines, et ne tarde pas à se mêler au sang qu'elle rend plus liquide en agissant chimiquement sur l'albumine et la fibrine pour se mettre ensuite en rapport avec tous les organes du corps.

Voici maintenant ce qu'on remarque lorsque l'on prend par verres, mais à des doses modérées, les eaux alcalines de Vichy : l'estomac est légèrement excité; au bout de peu de jours l'appétit se réveille, la digestion est plus facile, plus régulière et plus prompte; toutes les fonctions s'exécutent avec plus de facilité, et le malade éprouve un sentiment de bien-être et d'agilité qu'il ne ressentait pas auparavant; les aigreurs d'estomac disparaissent, la bile devient plus fluide, et son écoulement plus facile ; l'assimilation des substances réparatrices ou alimentaires est plus complète, les selles par conséquent sont plus rares et plus consistantes ; la nutrition se fait mieux; les chairs prennent plus d'embonpoint; le teint devient plus frais, plus coloré, l'individu plus dispos, et tout annonce en lui que l'organisme a reçu un grand bienfait.

Prises à des doses plus fortes, elles occasionnent quelquefois un sentiment de pesanteur à l'estomac et même des vomissements; le pouls devient plus fort, plus fréquent; la fièvre même peut se déclarer chez les personnes douées d'un tempérament très irritable; les selles deviennent plus nombreuses. Elles purgent par leur propre poids, ainsi que Fouet l'avait fort bien remarqué, c'est-à-dire qu'elles ne sont pas digérées, et dans ce cas on voit survenir la soif, la perte de l'appétit et la difficulté de digérer. La dose est toujours relative : celle qui est forte pour l'un sera peut-être trop faible pour l'autre; elle se règle sur le tempérament, la disposition présente de l'individu et son idiosyncrasie.

A l'extérieur, les eaux alcalines de Vichy produisent sur la peau une excitation dérivative suivie de rougeur. Cet effet n'a lieu ordinairement que lorsqu'on prend les bains avec l'eau minérale pure ; ces rougeurs sont suivies de vives démangeaisons, de picotements ; le sommeil est agité, souvent avec un peu de fièvre. Il est prudent, dans ce cas, de suspendre les bains, ou mieux d'y ajouter un tiers ou moitié d'eau douce en commençant. Toutes les constitutions n'éprouvent pas le même effet, car il est des personnes qui peuvent prendre un grand nombre de bains d'eau pure sans en être incommodées. Toutefois l'effet le plus remarquable des eaux, sous cette forme, indépendamment de son absorption, qui est plus grande par la peau que par l'estomac, c'est de favoriser considérablement la perspiration cutanée et de donner à la peau de la douceur et de l'onctuosité.

Par leur absorption, soit en bain, soit en boisson, elles déterminent au bout de quelques minutes, d'autres fois au bout de quelques heures, l'alcalinité des urines, lesquelles deviennent en même temps plus abondantes, claires, limpides, et le dépôt sédimenteux qu'on voyait se former sur les parois du vase cesse en même temps de se produire.

La sueur qui augmente par l'action des bains acquiert aussi la propriété alcaline, et celle de la salive augmente dans les mêmes proportions. La circulation est plus libre ainsi que la respiration; les plaies, les dartres vives s'irritent, s'enflamment à leur contact, et les douleurs que les malades en éprouvent les obligent souvent à en discontinuer l'usage.

On leur a reconnu, dans tous les temps, des propriétés toniques, apéritives, fondantes et résolutives ; une efficacité réelle dans les maladies de l'estomac et de ses annexes, en même temps que des propriétés fondantes dans les engorgements du foie, de la rate, dans les ganglions mésentériques, les ovaires et la matrice, ainsi que dans les engorgements de nature scrofuleuse et lymphatique.

L'action chimique de l'eau est plus sensible, du moins en apparence, sur nos humeurs que sur nos solides; mais puisque les sécrétions sont modifiées, il faut bien admettre en même temps que les organes sécréteurs, ou autres, le sont également.

Elles modifient toutes les congestions viscérales, et sous ce rapport les femmes y sont plus sujettes que les hommes, à cause des congestions périodiques qui s'opèrent sur les organes de la génération, lesquelles causent souvent, par suite de ces fluxions répétées, des engorgements hypertrophiques de tous ces viscères, et presque toujours, après ces engorgements, il survient un relâchement des ligaments que le poids de la matrice détermine, et, avec lui, le défaut de la conception.

Elles favorisent le flux menstruel, calment les douleurs qui les précèdent ou les accompagnent.

Ces eaux excitent toutes les sécrétions en général, et en particulier la sécrétion de la bile, du suc gastrique et pancréatique.

Elles passent pour être peu favorables aux affections pulmonaires; je dois dire à cet égard que parmi les malades que j'ai observés je n'en ai vu qu'un seul, atteint de bronchite chronique, qui ait éprouvé une augmentation dans les symptômes de sa maladie.

Les forces musculaires se trouvent bien plus affaiblies par suite de l'usage des bains alcalins, malgré l'opinion de M. Petit, que par les bains d'eau douce. Des exemples nombreux sont venus confirmer mon opinion à cet égard, car j'ai vu les mêmes faiblesses se produire chez des malades qui n'avaient fait usage des eaux qu'en boisson et en douches; cet effet est dû, sans aucun doute, à l'activité hyposthénisante des eaux, et ceci dans tous les cas n'a rien qui puisse nous surprendre, puisque la propriété dominante de ces eaux est de dissoudre la fibrine et l'albumine qui constituent la trame de nos organes et de rendre par conséquent les tissus plus mous et plus perméables. La graisse, qui ne renferme aucun de ces éléments, se trouve par ce moyen, pendant l'action des eaux, non seulement respectée, mais encore augmentée, et cela devait être, puisque l'assimilation, ainsi que nous l'avons dit plus haut, se trouve plus parfaite. Nous avons pu remarquer ce double phénomène chez plusieurs de nos malades, ainsi que sur un chien de petite taille, qui n'a été nourri pendant un mois qu'avec du pain trempé dans l'eau de Vichy, et n'a pris pour boisson que de l'eau des Célestins. On a pu remarquer au bout de quelques jours que, malgré les promenades qu'on lui faisait faire, ses forces n'étaient plus aussi énergiques, et cependant son poids et son embonpoint avaient sensiblement augmenté.

Le système nerveux, sous l'influence des eaux de Vichy, est vivement excité ; la tête chez quelques malades devient lourde et pesante avec propension au sommeil; d'autres fois, c'est une espèce d'ivresse que les malades éprouvent : les femmes, surtout, sont plus influencées sous ce rapport que les hommes. Quelques-unes comparent cette excitation à l'effet que produit le vin de Champagne sur le cerveau, ce qui doit être attribué à la présence de l'acide carbonique très abondant dans les eaux de Vichy, prises à la source; elles agissent avec d'autant plus d'énergie sur le système nerveux que les personnes sont elles-mêmes plus irritables; ainsi, par exemple, les femmes vaporeuses, les femmes chagrines, mélancoliques, inquiètes. Cet effet se traduit chez ces personnes par des douleurs de tête plus ou moins intenses, du malaise, de la pesanteur ou de l'irritation de l'estomac avec ballonnement du ventre, phénomènes qui indiquent que les eaux ne passent pas, et qu'elles se digèrent difficilement.

L'appareil génital est modifié chez les femmes par l'exhalation plus considérable et plus précoce de la menstruation. C'est probablement aussi à l'excitation que ces eaux exercent tant sur les organes génito-urinaires que sur les nerfs de ces parties, qu'est due l'opinion généralement répandue, et quelquefois, dit-on, motivée, de favoriser la conception.

Elle agit sur les reins et la vessie par une excitation que l'on reconnaît bientôt aux fréquentes envies d'uriner, ainsi qu'à l'augmentation de la sécrétion urinaire.

Si nous n'avions à craindre de diminuer la puissance des eaux de Vichy en voulant leur donner plus de portée qu'elles n'en ont, nous pourrions ajouter encore à la liste des vertus déjà suffisamment nombreuses celles que les anciens leur attribuaient; malgré cette crainte, nous allons cependant essayer, mais avec modération, d'en donner un léger aperçu : Chomel, dans son ouvrage publié en 1734, nous dit : « Les sources de Vichy ont des propriétés si « naturelles qu'elles commencent à agir en ar- « rivant dans la bouche ; elles fortifient les gen- « cives, lavent la langue et le palais, et dégagent

« par là les organes du goût. Elles donnent issue au suc salivaire, elles guérissent la paralysie de la langue, elles débouchent l'orifice de l'estomac, réveillent l'appétit; elles agissent sur l'estomac par leur alcali fixe et volatil, qui déterge, divise et emporte les humeurs crasses et épaisses qui enduisent les parties en détruisant et se chargeant de l'acide étranger qui les a fixées. Cet acide étranger abandonne ces voies, et de cette manière les humeurs se précipitent et sont entraînées hors de l'estomac. Elle favorise aussi les autres parties naturelles; elle guérit les coliques venteuses, néphrétiques et bilieuses; pour les coliques néphrétiques, toutes nos eaux d'ailleurs sont immanquables. Elle guérit l'asthme, elle répand une rosée bienfaisante particulièrement sur les poumons. Je ne parle pas, dit Chomel, des pulmoniques avérés, chez qui l'ulcère est formé; elle est bonne pour les hydropisies naissantes de poitrine; elle arrête les crachements de sang ainsi que les autres hémorrhagies et les mois des femmes. Elle ne guérit pas la phthisie, mais elle en préserve : elle guérit aussi les migraines, l'odorat dépravé; elles calment les coliques

« hépatiques ; elles soulagent toujours les per-
« sonnes atteintes de péritonite chronique, d'a-
« ménorrhée, de chlorose, d'hystérie et de leu-
« corrhée ; elles sont nuisibles évidemment aux
« maladies de l'encéphale, aux personnes mena-
« cées d'apoplexie ou de maladie organique du
« cœur. »

L'opinion favorable de Chomel, relativement à l'affection tuberculeuse, n'est peut-être pas sans fondement, si nous admettons, avec le professeur Andral, que la phthisie pulmonaire est le résultat d'une altération de sécrétion, d'un travail de congestion sanguine active sous l'influence d'une prédisposition spéciale ; de même que si nous adoptons les idées de mon collègue et ami le docteur Pascal, qui s'est parfaitement trouvé de l'emploi du bicarbonate de soude chez les phthisiques, considérant l'élément tuberculeux comme la production d'une matière albumineuse déposée dans les poumons.

TABLEAU *comparatif de l'action de l'eau minérale pure avec l'eau ordinaire sur la circulation, administrée sous la forme de bains de piscine, après un séjour d'une heure et demie; la température du bain étant, en entrant, de 34° cent., et de 30° en sortant.*

Nos DES LITS.	NOMBRE DE PULSATIONS PAR MINUTE. Le matin au lit, avant de partir pour le bain.	En arrivant au bain.	En sortant du bain.	Au lit, une heure après	Au lit, deux heures après.	Au lit trois heures après.	OBSERVATIONS.	
1	68	96	80	88	100	100	*Eau minérale.*	
2	70	68	60	64	68	68	En sortant du bain.	Pulsations en plus. 7
4	68	80	76	64	68	68		*id.* en moins. 4
12	72	68	64	68	64	64		*id.* égales. . 2
13	68	80	80	80	78	72	Une heure après.	Pulsations en plus. 5
14	72	72	64	64	68	68		*id.* en moins. 6
15	72	80	80	56	58	56		*id.* égales. . 2
18	60	80	64	72	68	68	Deux heures après.	Pulsations en plus 6
51	84	104	84	80	72	76		*id.* en moins. 6
54	56	80	84	64	52	56		*id.* égales . . 1
55	64	72	64	64	68	68	Trois heures après.	Pulsations en plus. 6
B.	68	84	56	68	67	76		*id.* en moins 2
D.	64	84	80	76	68	72		*id.* égales . . 2
				EAU ORDINAIRE.				
1	68	80	84	84	85	84	*Eau ordinaire.*	
2	72	72	60	60	60	60	En sortant du bain.	Pulsations en plus. 7
4	68	72	72	68	60	64		*id.* en moins. 5
12	72	72	68	72	60	60		*id.* égales.. . 1
13	68	76	72	72	72	72	Une heure après.	Pulsations en plus. 6
14	72	80	60	64	68	68		*id.* en moins. 5
15	72	80	84	68	68	64		*id.* égales . . 2
18	68	76	64	72	64	68	Deux heures après.	Pulsations en plus. 5
51	80	88	80	76	80	76		*id.* en moins. 7
54	56	76	58	52	52	52		*id.* égales. . . 1
55	64	68	72	72	68	64	Trois heures après	Pulsations en plus. 4
B.	67	68	72	68	68	68		*id.* en moins. 7
D.	67	68	64	68	72	72		*id.* égales. . . 2

CONCLUSIONS.

Il résulte des observations recueillies sur les 25 malades qui ont été soumis aux diverses expériences relatives à l'action de l'eau minérale prise en bains sur la circulation du sang que sur 90 épreuves faites sous l'influence des bains d'eau minérale chaude :

50 fois la circulation du pouls a été plus élevée que dans l'état normal, plusieurs heures après le bain ;

30 fois elle a été au-dessous ;

Et 9 fois dans un état complet d'égalité.

Sur 30 épreuves faites sous l'influence de l'eau minérale refroidie :

20 fois la circulation du pouls a été plus élevée, plusieurs heures après le bain, que dans l'état normal ;

8 fois elle a été au-dessous ;

Et 2 fois dans un état complet d'égalité.

Nous devons ajouter ici qu'encore bien que la circulation du sang soit augmentée par suite de l'excitation que l'eau alcaline détermine sur la peau, excitation qui dure encore chez certains malades 24 heures après, cela n'empêche pas l'action dynamique ou hyposthénisante qui est très grande de s'exercer sur le système nerveux et musculaire, ainsi que tous les malades le remarquent au bout de très peu de temps. J'aurais désiré pouvoir indiquer ici, comme j'en avais l'intention, la quantité d'eau minérale absorbée dans un bain pendant un temps donné; mais j'ai reconnu qu'une appréciation de ce genre, pour être rigoureuse, était très difficile, attendu qu'il aurait fallu connaître d'avance la perte que faisaient éprouver, dans ce même espace de temps, et dans toutes les situations de la vie, les facultés exhalantes de la personne soumise à l'expérience, ce qui est de la plus grande difficulté. J'ai pu remarquer seulement que le poids des personnes augmentait généralement après un bain d'une heure; mais que ce poids ne pouvait pas être considéré comme fourni en entier par l'eau absorbée, attendu que la perte qu'aurait dû faire la personne dans cet intervalle, par l'exhalation naturelle, venait s'y ajouter. Les expériences de Séguin nous ont appris d'ailleurs que le corps perdait infiniment moins dans l'eau qu'à l'air libre.

Conclusions concernant les nombreuses expériences que j'ai faites pour connaître l'action physiologique, sur l'homme sain, des eaux minérales de Vichy, prises à haute dose, en boisson seulement.

Il résulte d'un grand nombre d'observations que, dans l'état de santé, les eaux alcalines de Vichy prises à haute dose, en boisson seulement, pendant une période de vingt à trente jours, n'exercent pas de modification très remarquable sur la circulation du sang; cependant, si un changement a lieu, c'est plutôt dans le sens de la diminution que dans celui de l'augmentation des battements du pouls ; qu'elles rendent la respiration pulmonaire plus facile et les mouvements musculaires plus libres.

Il en résulte encore que les phénomènes qui parfois se manifestent du côté du cerveau se traduisent généralement par de la lourdeur de tête avec propension au sommeil, et quelquefois aussi avec un léger sentiment d'ivresse ;

Que ces eaux déterminent dans l'estomac de la pesanteur, du ballonnement et souvent un sentiment de brûlure sans soif, phénomènes qui se dissipent au fur et à mesure que l'eau est absorbée ;

Qu'elles font naître rapidement le besoin de manger et favorisent d'une manière tout aussi sensible les forces digestives de l'estomac ;

Que leur action sur les dernières portions du tube digestif se caractérise plutôt par la constipation que par la diarrhée ; néanmoins, il arrive quelquefois que dans le cours du traitement les selles augmentent, mais ce trouble ne tarde pas à cesser si on diminue momentanément la quantité d'eau ; pendant ce temps, la tolérance s'établit, et il n'est pas rare de voir ensuite ces mêmes malades supporter sans aucun accident des doses d'eau plus considérables qu'auparavant ;

Que les reins sont ordinairement le siége d'une chaleur avec pesanteur, phénomènes qui ont pour résultat l'accélération de la sécrétion urinaire, et du côté de la vessie un besoin plus fréquent d'uriner ;

Que les urines, dont l'alcalinité se manifeste généralement une demi-heure après avoir bu les eaux, de même qu'en la prenant en bains, sont ensuite rendues claires, limpides et sans sédiment briqueté, avec un demi-litre et souvent avec un litre en moins que dans l'état normal, en tenant compte toutefois de l'eau minérale bue et de la quantité d'urine rendue journellement par la personne;

Qu'il se manifeste dès les premiers jours une excitation sur les organes de la génération qui diminue plus tard;

Que la transpiration n'est pas sensiblement augmentée, mais les forces physiques sont souvent diminuées;

Que si les organes à l'état de santé renfermés dans l'abdomen ne paraissent pas très affectés pendant cette période de trente jours, période qui constitue la durée ordinaire d'une saison à Vichy, il n'en est pas de même lorsqu'ils se trouvent, au moment du traitement, sous l'influence d'un état phlegmasique plus ou moins aigu, ainsi que le prouve la sixième observation ajoutée, avec intention, à la fin de ce travail, comme aussi d'après d'autres faits que j'aurais pu y joindre, car on voit dans ces cas ces organes manifester bientôt des signes certains d'un retour vers l'état aigu, et cette exaspération du mal être suivie d'un trouble dans les fonctions, principalement dans les sécrétions de l'appareil digestif;

Qu'il résulte, en dernière analyse, des faits qui précèdent, que ce n'est qu'avec modération qu'on doit faire usage des eaux minérales de Vichy, toutes les fois qu'au moment de commencer le traitement on se trouve sous l'influence d'une irritation plus ou moins aiguë d'un des organes de la digestion.

Conclusions concernant les nombreuses observations que j'ai recueillies pour connaître l'action de l'eau minérale de Vichy sur l'organisme, lorsqu'elle est administrée à haute dose, en bains et en boisson.

De toutes les observations recueillies il est permis de conclure, relativement à l'influence exercée par l'eau minérale de Vichy, administrée à haute dose en bains et en boisson, sur l'organisme en général :

1° Que la circulation du sang n'est pas toujours modifiée; cependant, lorsqu'un changement a lieu, il se manifeste plutôt dans le sens de la diminution que dans celui de l'augmentation des battements du pouls ; dans tous les cas la surexcitation qu'éprouvent parfois les divers organes de l'appareil digestif, par suite de l'action des eaux, n'augmente pas sensiblement les battements artériels.

2° Qu'elle dérange généralement les fonctions

des organes malades renfermés dans l'abdomen, et, en particulier, ceux qui sont relatifs à l'appareil digestif en augmentant ordinairement leurs sécrétions, et que les suites de ce dérangement peuvent occasionner des phénomènes phlegmasiques plus ou moins graves.

3° Qu'il se produit ordinairement au bout de vingt, trente ou quarante jours de traitement, suivant le degré de la maladie ou la constitution du malade, un sentiment de malaise, de dégoût ou de lassitude dans les membres, qui indique que les eaux ne sont pas digérées, et qu'il est temps d'en diminuer la dose ou bien de suspendre le traitement.

4° Qu'elle provoque souvent, mais plus souvent encore chez les personnes nerveuses, un état d'agitation qui peut aller jusqu'à déterminer des contractions des fibres musculaires; chez d'autres, et c'est le plus grand nombre, ces phénomènes se bornent à une pesanteur de tête, à une propension au sommeil, précédée d'un léger trouble ressemblant à l'ivresse.

5° Qu'elle favorise la transpiration cutanée lorsqu'elle est prise en bains, à cause de la propriété qu'elle a d'exciter la peau. Cette excitation, chez quelques personnes, se manifeste par une démangeaison, ou bien par une éruption de petits boutons sous forme exanthémateuse ; il est constant que les plaies ou les parties enflammées de la peau s'exaspèrent vivement par leur immersion dans ce liquide.

6° Qu'il arrive très souvent qu'après avoir fait usage pendant quelques jours des eaux de Vichy, l'estomac ou les intestins, les reins ou la vessie manifestent, ensemble ou séparément, des signes de répulsion ou d'irritation qui disparaissent après un ou deux jours de repos, ou bien encore par la diminution d'une certaine quantité d'eau ; pendant ce temps d'arrêt, il arrive presque toujours que la tolérance s'établit, et que la dose, qui tout d'abord n'avait pu être supportée, est souvent dépassée, sans que les phénomènes primitifs de répulsion se manifestent de nouveau.

7° Que l'action sensible des eaux se traduit : 1° sur l'estomac, par un sentiment de pesanteur, de ballonnement ou de brûlure, sans soif; 2° sur les intestins, par des coliques, des borborygmes ou de la diarrhée ; 3° sur les reins, par une sorte de chaleur avec picotements ; 4° sur la vessie, par un poids et un malaise dans la région hypogastrique avec fréquents besoins d'uriner; d'autres fois avec difficulté ou impossibilité d'accomplir cette fonction; 5° sur le foie ou la rate hypertrophiés, par un sentiment de fourmillement et de chaleur, phénomènes qui indiquent, d'après un grand nombre d'observations que je n'ai pu rapporter ici, qu'il s'opère alors un travail de fonte ou de résolution dans la substance propre de l'organe.

8° Que leur action sur les intestins se caractérise par la constipation bien plus que par la diarrhée, car, si elles purgent, elles doivent être considérées alors comme étant une cause d'indigestion, et susceptibles, par conséquent, de déterminer une irritation plus ou moins vive de ces parties.

9° Qu'il est généralement utile de faire cesser tout traitement après quarante jours rigoureusement employés, ou même avant, si l'état de lassitude ou d'hyposthénisation musculaire venait à se manifester plus tôt. Dans tous les cas, quelques jours de repos paraissent nécessaires aux malades, après le vingtième jour du traitement.

10° Qu'il est impossible de faire usage avec succès, comme aussi sans danger, des eaux minérales de Vichy à haute dose, et d'introduire en même temps dans l'estomac une grande quantité d'aliments.

11° Qu'il est utile, je pense, d'ajouter ici, pour compléter l'étude des phénomènes physiologiques des sources de Vichy, que sur trente malades qui ont été interrogés pendant la durée de leur traitement; quinze environ m'ont déclaré qu'aux approches des orages et pendant leur durée, phénomènes qui d'ailleurs ont été observés dans tous les temps, ils avaient éprouvé des dérangements dans leur manière d'être, qu'ils ne pouvaient attribuer qu'à un changement qui avait dû s'opérer dans l'atmosphère, et que ces dérangements se manifestaient, chez quelques-uns, par un ballonnement dans l'estomac avec inappétence, ou bien par des coliques accompagnées de borborygmes et de diarrhée, tandis que chez d'autres ces troubles étaient caractérisés par des étouffements plus ou moins considérables, avec chaleur dans la poitrine et le dos, ainsi que par un anéantissement complet des forces physiques.

Il m'eût été facile d'ajouter ici d'autres observations pour corroborer et venir à l'appui de toutes ces conclusions; mais j'ai vu, par le choix que j'en avais fait, que celles qui sont consignées dans ce travail pouvaient suffire comme renfermant dans leur ensemble les principaux phénomènes qui caractérisent l'action physiologique des eaux de Vichy, prises à haute dose. Il est utile de faire remarquer que toutes ces influences apparentes, avec des doses très élevées, sont à peine sensibles lorsque les malades ne les prennent qu'à des doses modérées ; elles peuvent alors être administrées longtemps et sans danger, ce qui est très avantageux quand il s'agit, par exemple, d'obtenir la dissolution des graviers. Dans ce dernier cas, si le malade pouvait soupçonner que la dose d'eau minérale qu'il prend n'est pas assez élevée pour agir suffisamment sur ses organes, il lui suffirait, pour en être certain, d'examiner tous les matins ou dans la journée l'état des sécrétions, sous le rapport de leur alcalinité, signe facile à constater à l'aide des moyens que j'ai indiqués au chapitre qui traite de l'eau minérale prise en boisson.

Il est à noter, en même temps, que tous les mouvements fébriles qui s'opèrent en nous modifient les propriétés chimiques de nos humeurs, celles de l'urine en particulier, en les faisant passer de l'état alcalin à l'état acide ;

c'est ce que nous avons observé chez tous nos malades qui, dans leur état de saturation alcaline par les eaux de Vichy, venaient à éprouver quelques dérangements avec fièvre. Ce changement se produit avec une facilité telle que le simple mouvement fébrile qui précède ordinairement la digestion stomacale suffit pour l'opérer.

Expériences ayant pour but de constater l'action chimique des eaux sur divers tissus animaux.

Dans les expériences comparatives que j'ai faites avec l'eau minérale de la source des Célestins et l'eau ordinaire, sur divers tissus appartenant à un bœuf, chaque portion soumise à l'expérience pesait 200 grammes ; l'immersion dans des vases contenant un litre d'eau a duré un mois et demi, et l'eau de chaque côté a été renouvelée trois fois dans cet espace de temps.

EAU MINÉRALE.

TISSU GRAISSEUX.

N'a rien perdu de son poids; il est devenu presque friable, s'est saponifié et transformé pour ainsi dire en stéarine.

MEMBRANES DE L'ESTOMAC.

La membrane muqueuse est comme de la bouillie. Sécheresse et friabilité pour ainsi dire des couches subjacentes.

POUMONS.

Réduits en putrilage.

FOIE.

Il ne reste plus au fond du vase que quelques grammes d'une substance réduite en bouillie grise, très molle.

RATE.

Même résultat que pour le foie.

TISSU MUSCULAIRE.

Il a perdu 100 grammes de son poids; sa couleur rouge est devenue pâle et sa consistance très molle. Les portions graisseuses qui s'y trouvaient mêlées se sont saponifiées.

CAILLOT DE SANG (100 grammes.)

Dans cette expérience, l'eau alcaline a été renouvelée tous les jours pendant 15 jours.

Ce caillot a perdu 20 grammes de son poids; il s'est ramolli après avoir pris une teinte brune foncée presque noire, sans pellicule fibrineuse autour du caillot.

EAU ORDINAIRE.

TISSU GRAISSEUX.

N'a rien perdu de son poids; il a conservé son aspect et pris une consistance spongieuse très élastique.

MEMBRANES DE L'ESTOMAC.

Ramollissement léger de la membrane muqueuse ; couches subjacentes spongieuses.

POUMONS.

Réduits en putrilage.

FOIE.

Il a perdu 95 grammes de son poids; sa consistance et sa couleur n'ont éprouvé aucun changement sensible.

RATE.

Transformée en une substance très molle sans changement de forme.

TISSU MUSCULAIRE.

Il a perdu 45 grammes de son poids ; sa consistance et sa couleur sont restées les mêmes, ainsi que les portions graisseuses qui s'y trouvaient mêlées.

CAILLOT DE SANG (100 grammes.)

Dans cette expérience, l'eau ordinaire a été renouvelée tous les jours pendant 15 jours.

Il a perdu 60 grammes de son poids; il s'est rapetissé; sa consistance est devenue plus ferme; il était entouré d'une pellicule blanchâtre fibrineuse assez épaisse.

Ces expériences, pour être encore plus concluantes, auraient besoin d'être répétées sur des tissus humains; c'est ce que je me propose de faire lorsque des tissus de ce genre seront à ma disposition, ne doutant pas cependant que les résultats ne soient les mêmes que ceux que nous venons de rapporter.

DES PROPRIÉTÉS PARTICULIÈRES A CHAQUE SOURCE.

Certains esprits forts diront, ainsi que je l'ai souvent entendu répéter : « A quoi bon se donner la peine d'aller boire à une source plutôt qu'à une autre; toutes n'ont-elles pas les mêmes propriétés? La chimie n'a-t-elle pas reconnu qu'elles renfermaient les mêmes éléments? Sans doute les chimistes ont bien rencontré quelques petites variations dans les quantités, quelques légères différences dans leur température, mais tout cela ne doit pas suffire pour leur donner des différences dans leurs propriétés médicinales! » Il est vra ide dire aussi que, si nous ne devions nous en rapporter qu'à l'analyse chimique, cette opinion pourrait avoir quelque apparence de vérité;

mais malheureusement pour les incrédules les faits sont là pour démontrer les différences d'action qui tous les jours viennent frapper l'attention des malades.

Personne ne doute que depuis Bayle l'analyse des eaux minérales n'ait fait d'immenses progrès ; mais il nous est démontré journellement, par cette même science, qu'on est encore loin cependant de connaître exactement les éléments qui entrent dans la composition des eaux thermales. Ainsi, d'un côté, les divers modes d'action produits chez les malades, et, de l'autre, l'impuissance de la chimie nous autorisent à penser qu'il existe des variétés d'action qui sont inhérentes à chaque source. Et, sans aller plus loin, nous nous arrêterons à la différence de leur température qui devrait suffire, ce nous semble, pour nous confirmer dans cette opinion; car de cette modification seule découle une foule de considérations qu'il est impossible de nier. Ainsi, par exemple, une température plus élevée indique déjà une profondeur plus grande de la source, des points de contact par conséquent plus multipliés, des propriétés dissolvantes plus énergiques, et une température enfin qui à elle seule peut déterminer, selon l'idiosyncrasie des individus, des effets bien différents.

D'après toutes ces considérations, je pense qu'il est utile et sage de s'en tenir à ce que l'expérience nous apprend journellement, et d'écouter la voix de la nature qui se révèle à nous par les divers effets salutaires ou nuisibles ressentis par les malades eux-mêmes. Voici d'ailleurs quelle était l'opinion des anciens médecins sur les propriétés particulières attribuées aux diverses sources de Vichy; et cette opinion, je dois le dire, a pour moi une grande valeur, attendu qu'elle est basée sur l'observation d'un grand nombre de faits, recueillis comme le faisaient les anciens, c'est-à-dire avec la plus minutieuse attention.

SOURCE DU GRAND PUITS CARRÉ.

Cette source est située au milieu de la galerie nord, à l'extrémité de la grande galerie de communication, à droite en entrant sous le vestibule du grand établissement thermal. C'est elle qui fournit la plus grande quantité d'eau nécessaire au service des bains, puisqu'elle alimente deux réservoirs d'une capacité de 54,390 litres chaque, avec le faible secours que lui fournit le puits Chomel, dont le total, comme nous l'avons vu plus haut, s'élève, dans les vingt-quatre heures, à 140$^{m.c.}$,951.

Cette source est aujourd'hui peu fréquentée par les buveurs à cause de la disposition peu favorable pour y aborder. La description de ses propriétés n'offrira, par conséquent, sous ce rapport qu'un bien faible intérêt; néanmoins je dirai que dans tous les temps l'eau de cette fontaine a été employée de préférence dans les maladies des voies digestives compliquées d'affections pulmonaires, et si la digestion en paraissait quelquefois difficile, on avait soin de la couper avec un tiers de lait. C'est, dit le docteur Desbrest, la plus douce et la moins incendiaire de toutes les fontaines minérales de Vichy.

Les anciens médecins la recommandaient également aux personnes maigres, sèches et nerveuses, toutes les fois qu'il s'agissait de diviser les glaires de l'estomac, de détruire les embarras gastriques et de faciliter l'écoulement de la bile. Son principal usage aujourd'hui consiste à l'employer en bains et en douches. Sauf les motifs signalés plus haut, rien ne s'oppose du reste à ce que les malades la prennent en boisson. C'est une eau très active, et dont les propriétés anciennement connues n'ont pas été démenties jusqu'à présent.

SOURCE DU PUITS CHOMEL, OU PETIT PUITS.

Cette fontaine, ornée d'un petit bassin en marbre blanc, est située vers le milieu de la galerie nord du grand établissement, à gauche avant d'arriver à la porte grillée qui conduit dans la grande galerie de communication, à quatre mètres environ du puits carré.

Cette source, d'après les renseignements qui m'ont été fournis par M. François, ingénieur des mines, au talent duquel les eaux de Vichy doivent leur bon état de conservation, a une origine commune et se trouve solidaire de la source du puits carré dont nous venons de parler; c'est pour cela qu'elle est administrée avec un égal succès, en boisson, dans les mêmes affections que la précédente. Je ne puis cependant passer sous silence le récit de ses propriétés anciennement connues et que temps n'a fait que confirmer. A cet effet, je laisserai parler ici de préférence le médecin dont la source porte le nom, à cause de la découverte qui en fut faite en sa présence, pendant que les ouvriers creusaient les fondations du bâtiment neuf en 1775.

« Je ne rapporterai pas, dit Chomel, les effets « merveilleux que les eaux de cette source ont « produits ; il suffit de dire que tous ceux qui « en ont bu s'en sont bien trouvés, particuliè- « rement ceux qui sont affectés de la poitrine « et de l'estomac, et les Anglais qui sont sujets « à la maladie de consomption les boivent avec « plaisir. Je les ai vus souvent les mélanger « avec du lait et du thé, et s'incliner sur les eaux « pour en respirer les parties volatiles. »

SOURCE DE LA GRANDE-GRILLE.

Cette source, ainsi nommée à cause d'une grande grille de fer qui l'entoure, est située à l'extrémité *est* de la galerie nord du grand établissement, en entrant à gauche par l'arcade de la rue des Thermes qui se trouve en face l'hôtel Montaret.

Si nous devons nous en rapporter, ainsi qu'il serait convenable de le faire, aux écrits publiés par les anciens intendants des eaux, sur les vertus particulières de cette source, nous dirons qu'elle était réputée alors comme renfermant beaucoup plus de sels que les autres fontaines et qu'elle jouissait à un très haut degré de la propriété de remédier aux vices des premières voies, au dérangement des organes de la digestion, et de dissiper les obstructions des viscères abdominaux.

« Cette source, dit le docteur Desbrest, doit « être préférée toutes les fois qu'on a besoin « d'agir et de remuer plus efficacement la ma- « chine, et mettre ses organes dans le plus grand « jeu. »

Elle est aujourd'hui employée avec succès principalement dans les pesanteurs d'estomac, dans les mauvaises digestions, l'inappétence, les borborygmes ; de même aussi pour rappeler les règles, dissoudre les engorgements du foie et de la rate, favoriser l'écoulement de la bile et dissiper par conséquent la jaunisse.

Elle détermine quelquefois de légères purgations, suivies bientôt après de constipations opiniâtres. On la prend particulièrement en boisson ; c'est de cette source qu'on retire principalement l'eau qui est mise en bouteilles et transportée dans les divers pays de l'Europe.

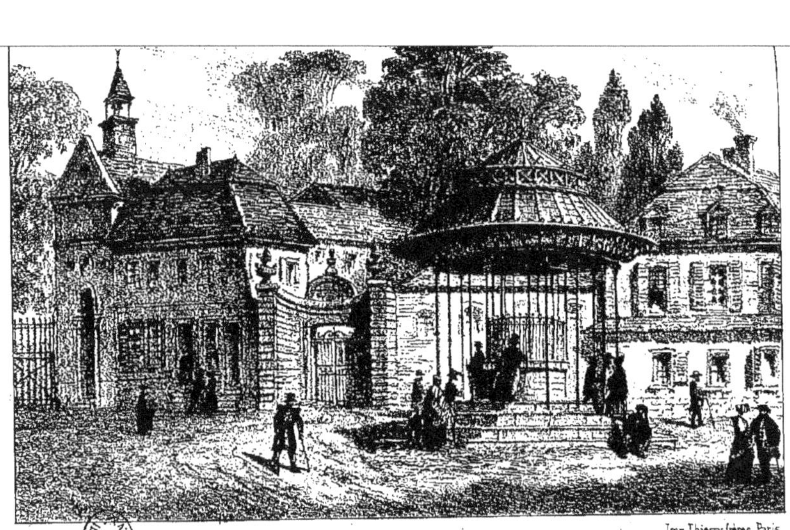

Imp. Thierry frères, Paris.

PLACE Ste ROSALIE ET SOURCE DE L'HÔPITAL.

SOURCE DE L'HÔPITAL.

Son voisinage avec l'hôpital civil a valu à cette source le nom qu'elle porte; elle est située sur la place appelée Rosalie, ainsi désignée en l'honneur de la duchesse de Mouchy qui, en 1819, fit exécuter à ses frais, sur cette place, de grands travaux d'assainissement rendus nécessaires par suite des eaux stagnantes qui détrempaient les terres et rendaient boueux les abords de la fontaine. Un large bassin en pierre, élevé de deux mètres au-dessus du sol, de forme ronde, sert à contenir l'eau de cette source protégée, en outre, par une grille en fer surmontée d'une élégante coupole de même métal. Cette coupole sert à abriter la nappe d'eau contre l'action directe d'une trop vive lumière, dont l'influence paraît favoriser particulièrement le développement de la baragine, matière végéto-animale dont nous avons parlé en décrivant les propriétés physiques et chimiques des eaux en général.

Cette source a conservé jusqu'à présent la réputation méritée, d'ailleurs, d'agir principalement et d'une manière très active, dans les maladies du foie et de la rate ; dans les engorgements du pancréas et des ganglions mésentériques ; de ranimer l'action des organes de la digestion depuis longtemps affaiblis ; de régulariser les digestions dépravées ; de rétablir le cours de la bile ; de dissiper les jaunisses anciennes avec dégoût et inappétence.

Le docteur Desbrest nous dit : qu'elle était anciennement recommandée également dans les engorgements des ovaires et de la matrice; dans les coliques bilieuses et venteuses ; les coliques néphrétiques et les suppressions d'urines. Chomel pensait qu'elle était plus purgative que les autres, et que son action s'exerçait de préférence sur les personnes replètes, remplies d'humeurs, ayant la fibre lâche, molle et inerte; qu'elle convenait surtout lorsqu'il fallait ébranler les solides, diviser et atténuer les fluides.

On pensait, mais cette opinion est aujourd'hui complétement abandonnée, que cette eau avait la propriété de se conserver plus longtemps que les autres sans se décomposer. Il était d'usage aussi, à cette époque, de prendre, dans les maladies invétérées, un tiers de cette source et deux tiers de la source de la Grande-Grille. Beaucoup de malades se servent encore de nos jours, des eaux de ces deux sources simultanément. Sa propriété digestive est en effet très remarquable, et beaucoup de buveurs, dont l'estomac digère difficilement, viennent chaque jour, après leurs repas, en prendre une petite quantité en guise de café.

SOURCE LUCAS.

Cette source est située en face l'hôpital militaire; elle est entourée d'une grande baraque en planches, à l'entrée des jardins des hôtels Montaret et Guilliermin. A dix mètres de distance se trouve celle dite des Acacias, à cause des arbres qui ornent cette fontaine.

En 1844, M. François, ingénieur des mines, après avoir entrepris des travaux de captage commencés à sept mètres en contre-bas du sol, est parvenu à réunir cette source, aujourd'hui entourée d'un puits en pierres de taille s'élevant à deux mètres au-dessus du niveau du sol, à la source Lucas; par suite de ces grands travaux d'emménagement, ces deux fontaines réunies donnent aujourd'hui 54$^{m. c.}$,080 d'eau, au lieu de 15$^{m. c.}$ qu'elles fournissaient auparavant.

Cette eau renferme particulièrement une quantité très notable d'hydrogène sulfuré; son action, qui est très énergique, s'aperçoit bientôt par l'irritation aiguë qu'elle détermine sur la peau, même après une immersion de très courte durée; elle favorise activement toutes les sécrétions, et l'impression qu'elle produit sur l'estomac est tellement vive que l'appétit, dit Longchamp, se perd bientôt si on la prend en trop grande quantité, et produit parfois une turgescence si grande qu'elle nécessite souvent l'application des sangsues aux vaisseaux hémorrhoïdaux.

Elle est très utile dans les maladies de la peau, sans inflammation de la partie malade; lorsqu'on veut la prendre à l'intérieur, il faut faire en sorte que l'estomac ne soit pas irrité. Il faut, dans tous les cas, la boire avec ménagement, la couper avec du lait, une infusion de thé ou de tilleul, ou, mieux encore, avec de l'eau ordinaire gommée. L'irritation qu'elle est susceptible de développer dans l'estomac doit rendre son usage très modéré, mais aussi très utile, lorsque l'affection gastrique est le résultat d'une affection cutanée, dartreuse, ou bien succède à à cette affection.

Elle sert principalement à alimenter les bains du grand établissement.

SOURCE DES CÉLESTINS.

La fontaine qui porte ce nom est située à l'extrémité de l'ancien Vichy, sur la rive droite de l'Allier. Avant 1844, cette source, qui était renfermée dans un petit pavillon, ne donnait alors qu'une très faible quantité d'eau; depuis cette époque, des travaux exécutés avec soin en ont augmenté les ressources. On y a construit, en même temps, un pavillon commode avec une salle de billard pour l'agrément des buveurs. Un chemin facile pratiqué dans le roc place aujourd'hui cette fontaine dans des conditions qui ne laissent rien à désirer.

L'eau de cette source est la plus chargée de toutes en acide carbonique et en substances salines. Avant que l'analyse chimique n'eût fait connaître les proportions des principes constituants minéralisateurs, on avait pour habitude d'y envoyer les malades chez lesquels les médecins craignaient d'irriter trop vivement le système nerveux, comme aussi de trop augmenter la circulation du sang. On n'envoyait à la source des Célestins que les malades qu'on ne devait ébranler que bien doucement, afin de tempérer la lymphe, d'enlever les petites obstructions et de préparer ces malades à l'administration des eaux chaudes considérées, à cette époque, comme les plus énergiques de Vichy.

Aujourd'hui, l'analyse chimique et l'expérience ont démontré que de toutes les sources, celle des Célestins était la plus énergique, et que bien loin d'y appeler les personnes faibles ou délicates, il fallait, au contraire, les en éloigner avec le plus grand soin, de même que les personnes nerveuses, irritables, les femmes hystériques, vaporeuses ou trop sensibles.

Le docteur Desbrest avait parfaitement jugé l'énergie de cette source, car il nous dit : qu'elle convient plus particulièrement aux individus lymphatiques, à constitution humide, avec relâchement général des tissus, sur lesquels il est nécessaire d'agir avec force et vigueur, et dont les nerfs ont perdu une partie de leur sensibilité; et son opinion, relativement à son excitabilité, est telle, que « si elle contenait, dit-il, « ainsi que les autres sources, de l'esprit sulfureux volatil et qu'elle fût thermale, elle « ne serait peut-être d'aucun usage, à cause « des dangers que courraient ceux qui vou-

« draient la prendre. » D'après cela, il pensait qu'il ne fallait avoir recours à cette source que lorsque les autres étaient restées sans efficacité.

Aujourd'hui la fontaine des Célestins n'est guère fréquentée que par les malades qui sont atteints d'affections des reins, de la vessie, de la gravelle, de la pierre ou de la goutte. C'est elle qui favorise le plus la sécrétion urinaire. Son efficacité dans les trois premières maladies n'est aujourd'hui contestée par personne; mais il n'en est pas de même à l'égard des deux dernières; aussi j'ai pensé que, d'après l'importance de ces deux affections et les diverses opinions médicales qui ont été émises par des hommes aussi recommandables par leur savoir que par leur longue expérience des eaux, il était nécessaire d'examiner cette question en particulier, ce que j'ai tâché de faire et qu'on trouvera plus loin.

SOURCE DU PUITS ARTÉSIEN DE M. LARDY.

Cette source, qui a cent-cinquante mètres de profondeur, est située dans l'enclos des Célestins, à quelques mètres au-dessus de la fontaine qui porte ce nom. Cette eau se fait remarquer, tout à la fois, par sa nature ferrugineuse, alcaline et gazeuse. L'analyse qui en a été faite par M. Henry, et que l'on peut voir au tableau général, fait connaître que cette eau renferme tous les éléments des sources naturelles.

« *L'eau de la nouvelle source des Célestins,* dit ce chimiste, *étant composée des mêmes éléments minéralisateurs que celles des autres sources découvertes à Vichy, à Cusset, à Hauterive, il n'y a pas lieu de se refuser alors à admettre qu'elle jouit des mêmes propriétés médicinales.* »

L'expérience nous a prouvé que cette eau jouissait en effet des mêmes propriétés que les sources naturelles ; il convient d'y ajouter celle du fer, substance qu'elle renferme en assez grande quantité, ainsi que le prouve d'ailleurs le dépôt abondant qu'elle laisse sur son trajet. Sa température au point d'émergence est de 27° centig. ; ce qui contribue à la rendre plus facile à digérer que celle des Célestins qui est froide. Elle est agréable au goût, sa saveur est légèrement alcalescente et piquante à cause de l'acide carbonique qu'elle laisse dégager en abondance ; elle bleuit le papier de tournesol, rougi par un acide avec autant d'intensité que les autres sources. On reconnaît à l'odorat la présence bien manifeste de l'hydrogène sulfuré; cette odeur est plus sensible à l'approche des orages ; elle n'est, du reste, jamais mieux marquée que lorsque l'atmosphère est chaude, humide et chargée d'électricité; on a remarqué, mais ceci s'applique également à toutes les sources minérales de Vichy, qu'à l'approche des orages, pendant que l'atmosphère est violemment agitée, les eaux étaient plus lourdes, plus pesantes et plus difficiles à digérer. Dans les temps d'orage, dit le baron Lucas, « il faut « les boire avec précaution, car elles sont d'une « digestion laborieuse ; elles causent un bal- « lonnement du ventre incommode tellement « apparent, qu'on les regarde comme précur- « seur d'un changement qui doit s'opérer dans « l'atmosphère. »

Ce fait, qui a été observé dans toutes les eaux gazeuses et dont on n'a pu se rendre jusqu'à présent un compte bien exact, trouve aujourd'hui son explication dans la diminution de l'air oxygéné et de l'acide carbonique contenus naturellement dans l'eau des sources.

Les expériences récentes de M. Doyère sur a

véritable constitution de l'air atmosphérique viennent nous donner la clef de ce changement remarquable dans la digestibilité des eaux. Or, comme il est prouvé que les eaux de Vichy renferment de quarante à cinquante fois leur volume d'air, lequel est beaucoup plus oxygéné que celui de l'air atmosphérique, attendu que l'eau a pour l'oxygène une propriété dissolvante plus grande que pour l'azote, ainsi que le prouvent les expériences de MM. Gay-Lussac et Humboldt ; et qu'il résulte, en outre, de ces mêmes recherches que plus la pression atmosphérique est grande, plus aussi les proportions d'air dans l'eau sont considérables, je pense, d'après ces faits, que si les eaux de Vichy sont plus agitées à l'approche des orages, cela tient à ce que la pression atmosphérique étant plus faible, ainsi que le démontre le baromètre, une plus grande quantité d'air oxygéné et d'acide carbonique s'échappe dans cet intervalle, ce qui doit nécessairement les rendre plus lourdes et plus difficiles à digérer, à cause de la diminution qu'elles éprouvent dans le volume de ces deux gaz, dont les propriétés particulières sont de réveiller d'une manière très énergique l'action vitale de nos organes, modifications assez grandes pour les rendre, ainsi que le disait Lucas, d'une digestion laborieuse.

Les propriétés médicinales de cette source sont très énergiques, toutes les constitutions ne peuvent pas les supporter; ces eaux agitent fortement le système nerveux, causent de l'insomnie et produisent chez quelques malades, chez les femmes en particulier, les mêmes phénomènes cérébraux que le vin de Champagne. L'appétit, sous leur influence éminemment tonique, se réveille promptement sans laisser ni malaise ni pesanteur dans l'estomac. En général les personnes qui en font usage en éprouvent des effets très salutaires; la constitution des malades de l'hôpital qui en ont bu était généralement détériorée; ils étaient sans énergie, avec mollesse et souvent infiltration des tissus, circonstances dans lesquelles les ferrugineux sont précieusement indiqués. C'est sans aucun doute à la réunion de l'alcali et du fer qu'elle renferme que nous devons attribuer les résultats favorables que nous en avons obtenus dans les engorgements du foie et de la rate; elle convient aussi aux personnes chlorotiques, scrofuleuses, ainsi que dans l'aménorrhée et la leucorrhée, en agissant sur le sang dont elle augmente, par la présence du fer, la matière colorante.

Depuis l'année dernière, M. Bru, pharmacien distingué de Vichy, par suite d'arrangements pris avec le propriétaire, a acquis le droit d'établir avec les produits de cette fontaine une fabrique de sels naturels de Vichy ; à cet effet, une cloche en cristal a été placée au-dessus du jet de la source, afin de recueillir, à l'aide d'un tube recourbé placé à son extrémité, l'acide carbonique qui se perdait auparavant dans l'air et le conduire par ce moyen dans un kiosque voisin, où se forme le bicarbonate de soude. La richesse et la beauté des produits de cette fabrique ne nuit en rien à la nature des eaux, attendu que cette cloche ainsi disposée, en retenant les éléments gazeux par la pression qu'elle exerce à l'orifice du tube, conserve à ces eaux toute la richesse des produits qui la minéralisent et tels qu'on les trouverait si on allait les puiser au sein de la terre.

CONSIDÉRATIONS GÉNÉRALES SUR LEUR MODE D'ACTION.

Le mode d'action thérapeutique des eaux minérales est en général d'une explication difficile ; cependant nous dirons qu'il n'en est peut-être pas ainsi à l'égard des eaux minérales de Vichy, à raison de la facilité que donne la chimie de reconnaître en tous lieux la présence du principal agent qui les minéralise. On sait depuis longtemps que l'action de cet agent réside dans le bicarbonate de soude, dont les propriétés chimiques peuvent être signalées et suivies pas à pas, soit dans nos solides, soit aussi dans nos humeurs.

Cette facilité que présente l'eau de Vichy de pouvoir être reconnue partout où elle prédomine procure un double avantage : celui de pouvoir tranquilliser l'esprit toujours inquiet des malades sur l'évidence des moyens employés pour les guérir, puis de permettre au médecin de graduer à volonté la force thérapeutique qu'il désire obtenir, et de donner par là à la science médicale la précision des sciences exactes, moins la connaissance des lois organiques et vitales, lois toutes mystérieuses et par conséquent cachées à notre intelligence.

Nous rappellerons, en passant, pour faire mieux apprécier la valeur médicinale des eaux de Vichy, que le bicarbonate de soude jouit, d'après les expériences qui ont été faites, de la propriété de dissoudre la fibrine et l'albumine; de modifier par conséquent le sang dans les principes réparateurs qu'il contient; de donner immédiatement de la fluidité à toutes nos humeurs, et de neutraliser les acides qu'on y rencontre; de ramollir et de diminuer en même temps le volume de nos organes, alors que ce volume est le résultat surtout d'un engorgement pathologique, en agissant, ainsi que nous venons de le dire, sur la fibrine et l'albumine de ces organes.

D'après MM. Trousseau et Pidoux, la soude doit être considérée comme un agent altérant, attendu qu'en dénaturant le sang et les humeurs diverses elle les rend moins propres à la nutrition interstitielle, et à fournir des éléments aux inflammations aiguës ou chroniques, en s'opposant à la génération des produits accidentels *épigénétiques*.

Voici, dans tous les cas, l'explication la plus

rationnelle qu'il soit possible d'émettre sur l'action thérapeutique ou dissolvante des eaux alcalines de Vichy ; nous prendrons à cet effet pour point de comparaison un des organes malades pour lesquels on vient le plus souvent à Vichy : le foie, par exemple, ou la rate engorgée, organes qui, soit dit en passant, reçoivent en particulier une très grande quantité de sang. Nous dirons, en conséquence, que le sang, une fois alcalisé par l'usage des eaux de Vichy et mis en contact avec nos organes, se partage en deux parties : la première est employée à l'entretien de la vie propre de l'organe, et la seconde à la destruction ou à la fonte des éléments morbides, à laquelle le sang concourt par des moyens différents : 1° par sa fluidité plus considérable et par conséquent moins plastique et moins coagulable que dans l'état ordinaire, d'où résulte une circulation plus libre et un arrêt dans l'accroissement de son engorgement ; 2° par sa nature chimique, en agissant encore par son alcali, comme agent de dissolution, sur la fibrine et l'albumine de l'élément qui constitue la maladie ou l'état anormal de l'organe.

Quant à la durée du traitement, cette question est relative évidemment à la gravité ainsi qu'à l'ancienneté de la maladie.

Cette propriété dissolvante des alcalis en général, et en particulier des eaux de Vichy, n'a pas été seulement remarquée de nos jours ; car Tardy, dans sa Dissertation sur les Eaux de Vichy, en 1755, dit : « Que le médecin de « Mony, après avoir lavé exactement la couenne « d'un sang pleurétique, la fit macérer dans « un verre d'eau de la Grande-Grille, et que du « soir au lendemain elle fut totalement dis- « soute, et qu'il n'en restait aucun vestige. »

D'après ces faits, comme aussi d'après mes propres expériences, dont je parlerai plus loin, il n'est plus permis de douter aujourd'hui de la propriété dissolvante des eaux alcalines de Vichy, ni par conséquent de leur vertu résolutive. Et cette opinion est ici d'autant plus fondée qu'elle s'accorde parfaitement avec la théorie, généralement admise, des engorgements, ainsi que le prouvent d'ailleurs les expériences microscopiques rapportées par un grand nombre de savants, tels que Thomson, Hastings, Wilson, Kattenbrunner, etc. Ces auteurs, pour expliquer l'engorgement et l'épaississement de nos organes à la suite des maladies, admettent que le sang, par suite d'une cause irritative quelconque, afflue avec abondance dans les points irrités; que dans cette circonstance la transformation du sang artériel en sang veineux ne se fait plus aussi complétement; que les globules de sang se trouvent, par conséquent, serrés les uns contre les autres, qu'ils se collent et forment par leur réunion de petits caillots dont une partie seulement passe dans les capillaires veineux. Si cet état fluxionnaire continue, il arrive un moment, disent ces auteurs, où la circulation s'arrête; les veines alors se dilatent en laissant perspirer et déposer dans les parties environnantes une matière coagulable, albumineuse et fibrineuse qui s'épaissit et donne lieu aux divers engorgements pathologiques que nous trouvons chez les malades.

On peut ajouter, je pense, à toutes ces explications, que, si l'état fluxionnaire n'est que passager, la circulation dans ce cas pourra très bien reprendre son cours habituel, et l'épaississement de l'organe ne durer qu'un instant; mais si la cause qui détermine la fluxion dure plus longtemps, l'engorgement alors prendra nécessairement un état de fixité qu'on pourra considérer plus tard comme un état normal, car on voit tous les jours des modifications organiques de ce genre se concilier très bien avec l'état de santé. Ajoutons que dans ce cas l'engorgement est presque toujours incurable, et qu'il résiste aux eaux alcalines les plus énergiques.

Il doit résulter de là que si ce travail morbide, poussé jusqu'à l'engorgement, s'établit, par exemple, sur un des organes parenchymateux, le volume de cet organe prendra une extension considérable; elle sera moindre aussi si la texture est plus compacte, plus serrée, plus résistante.

Dans tous les cas il est à supposer que la résolution, toutes choses égales d'ailleurs, sera d'autant plus facile que le tissu de l'organe malade sera lui-même plus perméable et la maladie plus récente.

D'après ce qui précède nous pouvons donc admettre que les eaux alcalines de Vichy doivent agir également, d'une manière moins active il est vrai, sur les parties saines de notre organisme, puisque dans presque tous nos tissus nous trouvons de l'albumine et de la fibrine. Cette opinion nous donne en même temps l'explication de la diminution remarquable des forces physiques qu'éprouvent les malades qui ont fait un long usage des eaux de Vichy. Sous ce rapport, la soude administrée pendant longtemps, disent MM. Trousseau et Pidoux, ne jette pas le malade dans un affaiblissement aussi complet que le mercure, parce qu'il est facilement éliminé du corps par les diverses sécrétions; il serait impossible, sans cela, de s'en servir, ayant besoin, pour résoudre des engorgements anciens, de continuer longtemps ce moyen de traitement.

L'expérience nous apprend tous les jours que, pour faciliter l'action thérapeutique d'un médicament, il faut que le malade se trouve dans des conditions particulières d'état ou de durée. Cette condition, rigoureusement indispensable pour la guérison des maladies, doit être soigneusement observée lorsqu'on se propose surtout de faire usage des eaux de Vichy, si on veut éviter les effets nuisibles qu'on y observe parfois, et qu'on attribue le plus ordinairement à l'acuité des eaux, quand, pour être juste, il ne faudrait en accuser que l'inopportunité de l'état maladif de la personne, quelquefois son intempérance, et souvent aussi la trop grande quantité d'eau minérale prise dans un trop court espace de temps. C'est ainsi, je dois le dire, qu'aux bonnes choses on fait souvent de mauvaises réputations. C'est pourquoi il est du devoir des médecins de prévenir les malades qui se proposent de faire usage des eaux de Vichy que ces eaux, par la présence de leur alcali et de l'acide carbonique, ne peuvent convenir, sous ce double rapport, à des estomacs frappés d'inflammation vive ; qu'elles n'agissent d'une manière favorable qu'autant qu'on ne s'y présente qu'avec des affections ni trop anciennes ni trop aiguës : dans l'état aigu, ou avec fièvre, elles seront rarement utiles, parce qu'elles déterminent souvent un surcroît d'irritation avec accélération de la circulation, en rappelant l'état aigu, phénomène qui peut à lui seul s'opposer au rétablissement du malade ; dans l'état de chronicité trop avancée, elles demeurent sans action, sans efficacité, la maladie ayant eu le temps de prendre une position pour ainsi dire normale, contre laquelle les eaux de Vichy resteront évidemment sans effet. Malheureusement des faits nombreux de ce genre viennent confirmer tous les jours notre manière de voir.

MODE D'ADMINISTRATION DES EAUX.

Les eaux minérales de Vichy sont administrées sous diverses formes : en bains, douches, lavements et boisson, pures ou mélangées, selon l'indication du médecin traitant.

Les malades ne faisaient usage anciennement des bains que sur la prescription des médecins inspecteurs (privilége qui a été aboli depuis 1843 par un arrêté ministériel qui concède ce pouvoir à tous les médecins qui sont à Vichy ou à Cusset), et alors ce n'était qu'après avoir pris, pendant plusieurs jours de suite, l'eau minérale en boisson. Aujourd'hui les malades s'empressent trop vite de faire marcher ces deux moyens en même temps. Quoi qu'il en soit, je dirai que l'eau sous forme de bains possède de très grands avantages : 1° celui d'exciter fortement la peau et de produire, par conséquent, une dérivation salutaire en faveur des organes internes malades; 2° de déterminer une sueur abondante, suivie de chaleur, avec picotements à la peau, et souvent avec éruption de petits boutons de nature exanthémateuse, désignés sous le nom de *psydricia thermalis*, surtout si en sortant du bain on a la précaution, ainsi que cela devrait être, de se coucher immédiatement dans un lit bien chaud; 5° d'introduire dans l'économie, avec plus de rapidité que par l'estomac, les principes minéralisateurs qui agissent ensuite sur les organes malades.

Les bains, considérés comme moyens de guérison, sont surtout favorables aux personnes dont l'appareil digestif est trop irrité ou irritable; dans les maladies des voies urinaires, des viscères de l'abdomen, dans les névroses hypersthéniques, dans les douleurs musculaires ou articulaires, ainsi que dans toutes les irritations ou inflammations viscérales où l'eau prise à l'intérieur ne pourrait qu'augmenter le mal au lieu de le détruire.

C'est au médecin qu'il appartient d'apprécier ensuite l'opportunité de toutes ces indications; il devra déterminer la durée et la température du bain, et ceci est un point important à considérer, car un bain pris trop froid ou trop chaud fait varier singulièrement l'effet qu'il doit produire. Sans entrer ici dans toutes les considérations qui se rattachent à la température des bains, ce qui m'entraînerait beaucoup trop loin, je dirai seulement que le bain tiède, dont la température est de 32 à 35° cent., agit généralement d'une manière plus avantageuse que ceux qui sont plus chauds ou plus froids, attendu qu'il est toujours suivi d'un sentiment de bien-être et de chaleur agréables, qu'il relâche doucement les tissus et favorise davantage l'absorption et les sécrétions; plus chaud, on s'expose aux congestions cérébrales et pulmonaires ; et si on le prend plus froid, on nuit à la nature des maladies pour lesquelles on vient ordinairement aux eaux de Vichy.

Le médecin doit également déterminer la quantité d'eau minérale à mettre dans les bains; cette quantité doit varier suivant la constitution, la force, la nature de la peau du malade et suivant sa maladie. Quant à la nature de la peau, ceci est à considérer pour les femmes, à cause de l'excitation plus facile et plus sensible chez elles, par suite de la délicatesse du système cutané; c'est pourquoi chez elles encore la transpiration est plus facile, et la sécrétion des urines moins abondante que chez les hommes.

La nature de ces bains est très utile aussi dans certaines affections dartreuses accompagnées de prurit ou de démangeaisons, sans inflammation.

Il faudra, dans tous les cas, que le malade en sortant du bain soit essuyé promptement avec du linge chaud, pour que la peau ne reste pas exposée à l'action réfrigérante de la vaporisation cutanée; ce soin est plus particulièrement recommandé aux personnes affectées de goutte ou de douleurs rhumatismales.

Bains de vapeur.

Il paraît, d'après le récit de Chomel, qu'il existait anciennement des bains de vapeur ou étuves humides à Vichy. Voici, à cet effet, comment ces bains étaient disposés : on mettait les personnes malades dans un vaisseau de pierre taillée en forme de cuve, dans le fond duquel l'eau minérale coulait sans séjourner, entre deux planches ; la première était à jour pour laisser passer la vapeur, en sorte que les personnes n'étaient mouillées que par les gouttes de sueur qui tombaient abondamment de leur corps.

On mettait ensuite sur la cuve un drap ou couverture, en sorte que la tête seule paraissait, afin qu'on pût de temps en temps essuyer le visage.

Ces étuves étaient ordonnées aux personnes

âgées, faibles ; aux femmes délicates, sujettes aux vertiges et à la frénésie. « Étant, dit Chomel, « incisives, détersives et émollientes, elles peu« vent aussi contribuer à la guérison des mala« dies de la peau ; elles sont très utiles aux nerfs, « aux rhumatismes, à la sciatique, à la goutte, « ainsi qu'à la paralysie ; elle est suspecte aux « inflammations et oppressions de poitrine, etc. »

Il serait à désirer qu'un moyen aussi puissant de guérison fût rétabli par l'administration actuelle ; c'était, je crois, ce que M. François, ingénieur des mines, se proposait de faire dans les nouvelles constructions destinées à compléter le système général des moyens de traitement par les eaux de Vichy.

Mais pour que ce genre de bains pût avoir une action conforme d'ailleurs à la nature des eaux, c'est-à-dire révulsive et fondante tout à la fois, il faudrait que l'alcali qu'elles renferment pût être porté dans l'espace et mis, ainsi divisé, en contact avec la peau du malade. Ce moyen, que j'ai réalisé à l'hôpital militaire, favorise considérablement la transpiration par suite de la température et de la présence de l'alcali dans la vapeur. J'ai pu déjà m'assurer de la puissance médicale de ce moyen comme dérivatif et comme fondant, de même que dans les douleurs goutteuses, rhumatismales ou sciatiques, ainsi que dans les hydropisies abdominales et les infiltrations du tissu cellulaire des membres. Malgré l'abondance de la transpiration, l'absorption alcaline n'en a pas moins lieu, car elle s'opère tout aussi bien et de la même manière que pour le mercure lorsqu'on fait prendre des bains de vapeur composés avec les préparations de ce métal, et cette absorption est parfois si prompte qu'au bout de quelques bains on se trouve souvent dans l'obligation d'interrompre ce mode particulier d'administrer le mercure, comme étant beaucoup trop énergique pour les malades. Dans tous les cas, ce moyen de traitement sera toujours un puissant auxiliaire à celui qui se pratique journellement par l'eau prise en boisson et en bains.

Douches.

Les douches que madame de Sévigné, prenant en 1676 les eaux à Vichy, appelait une répétition du purgatoire, sont des moyens qui consistent à diriger sur une partie du corps le jet d'une colonne d'eau minérale, d'un volume déterminé et d'une forme particulière, qui vient frapper avec plus ou moins de violence la partie malade. La direction qu'on donne à ce jet lui a fait prendre le nom de douche ascendante, latérale, ou descendante. Sa durée varie ainsi que sa hauteur et sa forme; quant à la durée, elle est ordinairement de dix à vingt minutes.

Indépendamment de l'action locale, stimulante, dérivative et tonique de ce moyen qui a pour résultat de modifier l'état des organes intérieurs, on doit admettre aussi qu'il s'opère en même temps une légère absorption. Ce moyen, je dois le dire, n'est efficace qu'autant qu'on emploie concurremment les bains et l'eau en boisson. Ce mode de traitement trouve son utile application dans les engorgements du foie et de la rate; dans les maladies des articulations par suite des douleurs goutteuses, rhumatismales, musculaires ou sciatiques. On l'administre aussi contre les chutes du rectum et de l'anus; contre les ostéites anciennes et indolentes, les maladies de la muqueuse des gros intestins, *sans inflammation,* par suite de diarrhée ou de dyssenterie.

On aura soin, pour calmer l'effet local de la partie douchée, de se placer immédiatement après dans un bain mitigé pendant une demi-heure au moins, afin d'établir sur le reste du corps une excitation générale, et tempérer celle qui a été produite localement par l'action souvent trop énergique de la douche.

Les douches doivent être appliquées avec le plus grand soin; on évitera que le jet du liquide ne frappe avec trop de violence les parties malades; il faut seulement que la percussion fasse rougir vivement la peau pour que la dérivation désirée soit produite, mais sans aller jusqu'au vésicatoire, ce qui pourrait arriver par la seule intensité du calorique de l'eau.

Les douches peuvent être administrées une ou deux fois par jour, pendant dix ou quinze jours de suite; on peut les cesser et les reprendre avec avantage après plusieurs jours de repos.

Ce mode de traitement peut également être appliqué dans les parties génitales de la femme, contre les chutes de vagin ou le relâchement des ligaments de la matrice. M. le docteur Prunelle, inspecteur des eaux, a remplacé dans ce cas la douche ascendante ordinaire, qui n'était pas toujours sans danger, par de simples irrigations à l'aide du clysopompe. Les malades prennent ces douches pendant qu'elles sont couchées dans le bain. Ce moyen me paraît indiqué aussi dans la suppression des règles, dans la stérilité, ainsi que dans les cas où il s'agit de détruire les engorgements des ovaires du col ou du corps de la matrice.

Lavements.

L'eau minérale de Vichy prise en lavements et conservée dans le corps constitue dans cet état un véritable bain interne, étant aux intestins ce que l'eau en boisson est à l'estomac, ayant non-seulement une action locale, mais encore une action générale par suite de son absorption. Cette manière inusitée d'administrer l'eau de Vichy m'a procuré des résultats remarquables de guérison; elle m'a permis, en outre, de pouvoir diminuer et même de remplacer celle qui aurait dû être prise par l'estomac, toutes les fois que l'irritabilité de cet organe mettait le malade dans l'impossibilité de profiter du bénéfice de la saison.

La température naturelle des sources rend d'ailleurs ce mode d'administration très facile, puisqu'on peut l'employer sans avoir besoin de soumettre l'eau à l'action préalable de la chaleur artificielle.

Les circonstances dans lesquelles les eaux ainsi employées ont été le plus utiles sont les constipations opiniâtres et les altérations de la membrane muqueuse des colons par suite de diarrhée ou de dyssenterie chroniques. On peut aussi s'en servir pour dissiper les engorgements des ovaires et de la matrice ; un fait de guérison de ce genre a été constaté chez une dame anglaise, laquelle, après avoir eu beaucoup d'enfants, avait vu se développer lentement un engorgement considérable de l'ovaire du côté droit. Cette dame, après avoir fait usage pendant un mois des eaux en bains et en boisson, ne voyant aucune amélioration dans son état, allait quitter Vichy lorsqu'elle vint me consulter. Je lui conseillai alors de faire usage de trois lavements par jour avec l'eau de la Grande-Grille, en lui recommandant de les garder le plus longtemps possible. Après un mois de traitement, et à la grande satisfaction de la malade, le volume de la tumeur avait diminué considérablement ; elle pouvait à cette époque se baisser sans difficulté et faire de longues courses, ce qui, auparavant, lui était impossible. Il faut dire aussi que cette dame n'avait pas cessé totalement de faire usage des bains ; elle y mettait seulement un intervalle de trois ou quatre jours, par suite de la faiblesse musculaire qu'elle disait éprouver toutes les fois qu'elle en prenait. L'eau en boisson avait été abandonnée à la fin du premier traitement, à cause de son estomac qui ne pouvait plus la supporter, et cette dame quitta Vichy heureuse enfin du succès qu'elle avait obtenu.

Un autre malade de l'hôpital a été guéri par ce même moyen d'une tumeur qui s'était développée dans l'épaisseur du colon ascendant. Plusieurs autres malades atteints de colites chroniques ont obtenu des résultats tout aussi remarquables de guérison.

Boissons.

Après avoir passé en revue les diverses manières de prendre les eaux de Vichy, nous devons parler de celle qui consiste à les faire prendre en boisson. J'insisterai longuement sur ce point, parce que c'est en partie la manière la plus avantageuse d'en faire usage. Mais, avant d'entrer en matière, disons d'abord un mot sur la difficulté que l'on rencontre à trouver la source qui doit convenir à l'estomac du malade, et bien que l'analyse chimique n'indique entre elles, pour ainsi dire, aucune différence de composition, il n'en est pas moins vrai que leur manière d'être n'est pas égale pour toutes les personnes : ainsi, par exemple, deux individus étant dans les mêmes conditions maladives, l'un se trouvera bien d'une source, tandis que l'autre ne pourra pas la supporter; ce résultat, qui se rencontre assez fréquemment chez les buveurs, n'a pu jusqu'à présent trouver une explication satisfaisante. Voici, d'ailleurs, à cet égard, l'opinion du baron Lucas : « Les sept sources de « Vichy, dit ce médecin, présentent dans leur « emploi médical des différences bien plus im« portantes qu'on ne pourrait le croire d'après « l'analyse chimique; et bien qu'il soit difficile « d'apprécier *à priori* la raison de cette diffé« rence, des observations nombreuses, renouve« lées depuis vingt-trois ans, ne me laissent « aucun doute à cet égard. Dans cet état d'in« certitude, il faut interroger la susceptibilité « des organes, la mobilité nerveuse des malades; « il faut tâtonner pendant tout le cours du trai« tement. Cette même circonspection est né« cessaire surtout suivant les changements de « l'atmosphère; la température, le degré d'hu« midité, l'état électrique de l'air, sont autant « de causes influentes qu'il n'est jamais permis « de négliger. »

Le second point à considérer, après avoir

trouvé une source qui s'allie avec les dispositions physiologiques de l'estomac, c'est de trouver les quantités qui sont nécessaires à la saturation individuelle. Cette importance pratique, qui n'avait nullement éveillé jusqu'à présent l'attention des médecins de Vichy, consiste à placer le malade dans des conditions régulières d'alcalisation.

Aujourd'hui la seule indication que reçoivent les malades est de se rendre à telle ou telle source, et d'y puiser trois ou quatre verres d'eau soir et matin, et souvent bien plus ; car les malades sont toujours très disposés à dépasser la dose prescrite par le médecin, tant ils sont désireux, et on le conçoit, de se débarrasser au plus vite de leurs infirmités, et d'abréger le plus possible la durée du séjour. Il résulte donc de cette manière vague d'opérer que les uns en prennent trop et les autres trop peu, de telle sorte que s'ils arrivent au degré de saturation convenable, ils le doivent bien plus au hasard qui les a conduits là qu'à une direction raisonnée de leur manière d'agir.

Il résulte donc de cette manière peu méthodique de procéder deux inconvénients également funestes : celui de prendre trop ou trop peu, ce qui ne saurait arriver par l'apprécia-tion de l'examen chimique que j'ai, le premier, mis en pratique d'une manière méthodique avec un grand avantage et sans aucun des in-convénients attachés à la méthode habituelle, dite *à discrétion*. Je dois ajouter que les enfants supportent facilement et prennent généralement avec plaisir les eaux de Vichy. J'en ai vu qui éprouvaient une véritable privation quand, par prudence, on leur en interdisait l'usage, cette eau n'étant pas sans quelque danger pour l'orga-nisation et le développement des forces phy-siques du jeune âge.

Le moyen que je propose consiste à consta-ter tous les matins dans nos humeurs, et en par-ticulier dans l'urine ou les sueurs, à l'aide des papiers réactifs de curcuma ou de tournesol, ce dernier rougi par un acide faible, la quantité d'eau minérale alcaline nécessaire à chaque in-dividu, pour l'élever au degré de saturation né-cessaire, afin de pouvoir, par ce moyen bien simple, diminuer ou augmenter la dose, suivant qu'il y a dans le corps excès ou insuffisance d'alcalinité.

Cette manière régulière de faire usage des eaux a été appliquée non-seulement chez les malades de l'hôpital militaire, mais encore chez les personnes étrangères à cet établissement. J'ai été conduit par là à m'assurer que les anciens médecins s'approchaient bien plus de la vérité que ceux d'aujourd'hui dans les quantités d'eau nécessaires à la saturation de chaque malade. Les anciens intendants ou médecins des eaux étaient très réservés dans les doses d'eau minérale à faire prendre en boisson, car Fouet recommande très expressément de ne les prendre qu'à petites doses et de n'augmenter que par huit onces ; d'autre part, il nous dit que si l'on veut les prendre avec fruit, il ne faut en boire que trois ou quatre verres par jour, pendant trente ou quarante jours, afin de donner le temps aux sels des eaux d'agir sur les humeurs qui lui résistent longtemps, et sur lesquelles, quand on les presse, dit-il, elles ne font que glisser et n'emportent rien.

Tardy pense « qu'on ne doit pas être surpris « si les eaux de Vichy, remède d'une si grande « puissance, ne répondent pas toujours à l'attente des malades, ou si quelquefois elles « produisent des effets contraires à leurs désirs. »

Comment, en effet, ne pas s'exposer à de semblables mécomptes et ne pas occasionner de violentes inflammations gastro-intestinales en buvant des dix, quinze et vingt verres d'eau minérale pure et quelquefois plus, alors que la peau, organe beaucoup moins impressionnable que l'estomac, ne peut, sans s'enflammer, supporter longtemps le contact de cette même eau pure? Il vaut mieux, dans tous les cas, boire moins que trop, car des accidents graves sont souvent la conséquence de cette intempérance. Quelques médecins ont pensé que lorsque les eaux avaient un effet purgatif, elles étaient plus avantageuses pour les malades; Tardy pense, au contraire, que cet effet doit être évité, mais que si par hasard on est désireux de l'obtenir, il n'y a qu'à boire vite et beaucoup à la fois. Ces eaux, il faut le dire, n'agissent jamais plus sûrement que lorsqu'elles ne causent aucun dérangement du côté des voies digestives.

On se plaint souvent que les eaux portent à la tête, qu'elles échauffent et causent des pesanteurs à l'estomac, qu'elles affaiblissent le cœur; qu'elles déterminent des gonflements de ventre, de la chaleur à l'anus, des démangeaisons à la peau; tout cela tient évidemment à la trop grande quantité d'eau bue dans un trop court espace de temps, et dont l'écoulement n'a pu se faire dans les mêmes proportions, ni par les urines, ni par la transpiration.

A l'aide du procédé dont j'ai parlé, je suis parvenu à reconnaître des différences individuelles bien grandes de saturation; ainsi, j'ai vu des malades être complétement alcalisés avec deux verres d'eau minérale pendant vingt-quatre heures, chaque verre ayant une contenance de 250 grammes, tandis que d'autres ne parvenaient à manifester des traces d'alcalinité qu'après en avoir avalé quinze ou vingt verres. Il est facile de concevoir par là combien, avec une eau aussi énergique, il eût été dangereux et compromettant pour le malade d'en boire, dans le premier cas, huit ou dix verres seulement, ainsi que cela se pratique journellement parmi les malades, et à plus forte raison si cette dose eût été poussée plus loin, comme on le voit fréquemment. Il faut cependant que la dose soit assez élevée, sans quoi les acides de l'estomac pourraient s'emparer de tout l'alcali, et dans ce cas le sang et par suite tous les organes s'en trouveraient privés, et le traitement serait alors sans résultat.

J'ai vu également, à l'aide de ce moyen d'appréciation, que les constitutions délicates, que les malades les plus affaiblis par de graves ou longues maladies, étaient ceux qui se trouvaient saturés avec des doses très minimes, deux verres par exemple, tandis que les personnes les plus fortes étaient celles qui se trouvaient les plus réfractaires à l'alcalisation.

Cette observation est de la plus haute importance pratique, attendu que ce sont précisément les plus faibles et les plus malades qui, par ces motifs, se croient dans la nécessité d'en prendre des doses plus fortes. Tout cela nous explique maintenant les nombreux accidents qui se remarquent si souvent parmi les buveurs, alors qu'ils ne prennent pour guide que leurs propres sensations, et pour règle de conduite que les dérangements apportés dans l'ordre des fonctions.

Il serait certainement très possible d'obtenir la guérison des maladies par l'eau prise en boisson seulement; mais il est préférable d'y joindre le secours puissant des bains.

La meilleure manière de prendre les eaux en boisson, c'est de les boire le matin, à jeun, en se promenant, et non dans sa chambre, ni dans le bain, comme quelques malades ont le tort de le faire, à leur grand détriment; je dois blâmer également l'usage, généralement répandu, de prendre les eaux alcalines coupées avec du vin pendant les repas ; c'est un moyen auquel certainement ceux qui le conseillent n'ont pas réfléchi, mais dont tout le monde comprendra l'inconvénient quand on saura que le vin, à cause de son acidité naturelle, détruit complétement l'alcalinité de l'eau minérale, alcalinité qu'il importe tant de conserver et qui constitue à elle seule, pour ainsi dire, la partie active et essentielle de l'eau minérale de Vichy. Cette action neutralisante est tellement puissante qu'un verre de vin rouge ordinaire de Bourgogne, qui n'est pas très acide, détruit l'alcalinité de trois verres de la même dimension d'eau des Célestins, la plus alcaline de toutes les sources.

L'alcalinité, chez les individus qui ont été saturés pendant plusieurs jours de suite, a une durée variable après la cessation de tout traitement alcalin. C'est ainsi que nous avons vu des malades conserver des urines alcalines pendant huit ou dix jours, alors même qu'ils n'avaient pris, pour être saturés, que de très faibles doses d'eau, deux verres par exemple, en vingt-quatre heures.

Un fait assez remarquable et digne d'attention, c'est que les urines alcalines avant le repas cessent de l'être dès que la digestion commence, pour ne reprendre leur alcalinité qu'après que cette fonction est terminée. Cet état dure quelquefois cinq à six heures, suivant que la digestion individuelle est plus ou moins longue à se faire. Ce fait physiologique pourrait servir, en outre, à constater également la durée du travail digestif chez les différents individus.

Ce changement assez curieux ne peut s'expliquer qu'en admettant que l'alcalinité du sang se trouve détruite pendant l'acte de la digestion, durant lequel toutes les matières introduites dans l'estomac passent à l'état acide, ainsi que le prouvent d'ailleurs les belles expériences de Montègre. Le suc gastrique, disent également MM. Tiedman et Gmelin, est peu acide et en petite quantité avant la digestion, mais il augmente, sous ce double rapport, après l'ingestion des substances alimentaires; or, dès que la digestion est terminée, le sang ne recevant plus les principes acides qui détruisent son alcalinité artificielle, les produits sécrétés reprennent alors leurs propriétés alcalines momentanément suspendues. Le mouvement fébrile que détermine la digestion n'est pas étranger non plus à ce changement passager de l'alcalinité des fluides.

Les accès de fièvre ainsi que toutes les causes qui peuvent amener une grande perturbation dans l'économie ramènent promptement l'acidité dans nos humeurs, auparavant alcalisées; ce qui prouve, d'autre part, combien l'acidité augmente toutes les fois qu'il s'opère en nous un trouble quelconque dans nos fonctions.

DURÉE DU TRAITEMENT.

La durée de la saison des eaux est une question difficile à résoudre; elle est subordonnée à une foule de circonstances que personne ne peut déterminer d'avance, attendu que pour certaines affections la guérison pourra avoir lieu au bout de quelques jours, tandis que pour d'autres il faudra plusieurs mois, et même des années.

Tardy pensait, relativement à la durée du traitement, que pour désobstruer les humeurs il fallait huit jours seulement, en ne prenant jamais plus de quatre verres par jour, et encore, dit cet auteur, cette dose est-elle trop considérable; pour guérir une infirmité ordinaire, quinze jours, et pour guérir les obstructions enracinées, les paralysies, les engorgements du foie, de la rate, etc., deux ou trois mois, en ayant soin de prendre tous les huit jours quelques jours de repos. Il recommandait en partant de faire usage des eaux huit ou dix jours par mois, dans le courant de l'année.

« On s'abuse étrangement, dit Tardy, si l'on « pense qu'en prenant chaque matin six ou huit « livres d'eau, ou trois ou quatre pintes, pen- « dant vingt jours consécutifs, on doive en at- « tendre les mêmes succès que ceux qu'on a lieu « d'espérer lorsqu'on emploie deux mois pour « en consommer la même quantité.

« Cet abus, continue le même auteur, est « beaucoup moins à craindre pour les person- « nes qui n'ont que de petites maladies à com- « battre que pour celles qui en ont de graves. »

Dans tous les cas, voici, sous ce rapport, ce que l'expérience nous a permis de recueillir dans le service de l'hôpital militaire de Vichy : l'abdomen de tous les malades qui étaient atteints d'engorgement à cette région a été mesuré tous les quinze jours, ainsi que l'organe malade, le foie ou la rate; cette opération a été faite avec le plus grand soin pendant une période de deux mois, et au bout de ce temps il est résulté de nos diverses épreuves que les malades qui, après un mois ou quarante jours, n'avaient pas encore éprouvé de diminution dans le volume de l'organe malade, n'ont rien gagné par la suite, car leur état est resté stationnaire jusqu'à leur sortie de l'hôpital, malgré la continuation du traitement qui a duré soixante jours pour les plus graves.

Il faut ajouter aussi que dans les derniers jours la faiblesse musculaire et l'espèce de dégoût que les malades éprouvaient à boire nous ont mis dans la nécessité de ralentir les eaux et même de suspendre pour quelques-uns le cours du traitement ; ce qui tendrait à prouver qu'après quarante jours de séjour les malades peuvent en général se considérer comme ayant profité du bénéfice complet de la saison, de telle sorte que si, à cette époque, ils ne sont pas guéris, il est préférable de les renvoyer à une autre année plutôt que de les obliger à continuer péniblement un traitement qu'ils finissent par prendre en dégoût et, par suite, sans aucun bénéfice pour leur santé.

Il est d'observation que les saisons, à Vichy, par rapport aux maladies, peuvent être divisées en trois catégories : les affections légères, après vingt jours de traitement; les moyennes, après trente; et les plus graves, les plus enracinées, après quarante; mais qu'à partir de cette époque les malades qui ne sont pas guéris doivent quitter Vichy, un plus long séjour ne pouvant que leur être funeste.

Il faut ajouter ensuite que l'effet des eaux, ainsi que l'a observé le docteur Noyer, n'est pas toujours visible au moment du départ des malades, car ce n'est qu'au bout d'un ou deux mois après avoir cessé de prendre les eaux que le malade peut juger du changement qui s'est opéré dans sa maladie.

PRÉCAUTIONS ET RÉGIME OBSERVÉ ANCIENNEMENT.

Après avoir étudié tous les écrits qui ont été publiés sur les eaux de Vichy, on ne doit plus être surpris aujourd'hui des cures remarquables qu'on voyait autrefois, et qui se réaliseraient encore de nos jours si on voulait se soumettre à toutes les privations et précautions minutieuses des temps passés.

Pour mieux faire ressortir la différence qui existe entre ce qui se faisait jadis et ce qui se fait actuellement, et pour mieux comparer la différence des résultats obtenus aux deux époques, nous rappellerons que les anciens médecins recommandaient à leurs malades, et les malades alors obéissaient mieux qu'aujourd'hui au médecin, de vivre très régulièrement quinze ou vingt jours avant de se rendre aux eaux; de n'y arriver qu'à petites journées, de manière à ne pas perdre le sommeil pendant tout le voyage; de se reposer en arrivant deux ou trois jours de suite; de se passer de domestique et d'éloigner tous les soins et inquiétudes, de quelque nature qu'elles fussent. Quelques malades se faisaient saigner plusieurs fois, d'autres se purgeaient; le tout pour se disposer à l'usage des eaux. D'autres fois, on leur faisait boire trois verres d'eau minérale, pendant trois ou quatre jours, avant de prendre le purgatif, afin de détremper les humeurs et faciliter l'action purgative des médicaments.

On conseillait aux malades de manger seuls, pour ne pas s'exposer à manger par complaisance; de ne pas dormir après les repas; de prendre les eaux par petites doses, 16 à 20 onces, et d'aller ensuite en augmentant de 6 en 6 onces, jusqu'à ce qu'on fût arrivé à la dose, qu'on ne devait pas dépasser.

L'eau en boisson devait être prise le matin, en s'arrangeant de manière à avoir fini le dernier verre à 8 heures pendant les chaleurs et à 9 dans les temps frais. On disposait les malades à l'usage des eaux, en leur faisant prendre préalablement du bouillon de poulet ou de veau, dans lequel on ajoutait de la chicorée sauvage, de la laitue et de la poirée; on pensait que, par suite de ces précautions, les effets des eaux étaient plus prompts, plus soutenus et plus sensibles.

Lorsque la maladie n'était pas grave, on faisait prendre au malade, dans le premier verre d'eau minérale, deux onces de manne; d'autres fois, les malades ne se purgeaient qu'après avoir pris les eaux pendant quatre ou cinq jours.

Nous arrêterons là le récit des précautions que l'on prenait anciennement, persuadé qu'elles suffiront pour éveiller l'attention des malades et leur faire comprendre que si on n'obtient pas aujourd'hui les guérisons miraculeuses d'autrefois, il ne faut pas s'en prendre tout à fait à leur vertu, qui est toujours la même, mais bien au régime que l'on ne suit pas, et aux précautions hygiéniques qu'on ne prend plus.

Il faut, disait Tardy, que le malade s'adresse au médecin, non-seulement pour savoir si les eaux lui sont convenables, mais encore pour qu'il le dirige sur la source qui paraît convenir davantage à sa position et à son tempérament; pour qu'il détermine la quantité et le temps pendant lequel le malade doit en faire usage, la composition du bain, sa durée, sa température, etc., etc. C'est au médecin, dit encore Tardy, à déterminer si le malade a besoin d'être saigné ou purgé, ce qui est très important pour les femmes à cause des règles, et pour les hommes à cause des hémorrhoïdes.

PRINCIPES HYGIÉNIQUES A OBSERVER.

Lorsque la santé est compromise on ne saurait examiner de trop près les conditions hygiéniques qu'il convient d'employer pour redonner au sang les éléments de vie qu'il a perdus ainsi que les soins à prendre pour favoriser l'action des médicaments dont on doit faire usage : un air pur, un climat doux, un sol peu humide, d'un aspect agréable, abrité contre les vents du nord et de l'ouest, sont les premières conditions qu'il est convenable d'observer; en choisissant des lieux conformes à cette indication il est rare qu'on n'obtienne pas déjà d'innombrables avantages pour le rétablissement de sa santé. Sous ce rapport Vichy et ses environs n'ont rien à envier aux pays les plus favorisés, car à toutes ces conditions il faut en ajouter une autre, plus précieuse encore parce qu'elle est plus rare, qui consiste dans la présence des eaux médicinales, dont les effets sur certaines maladies tiennent véritablement du prodige. Pour répondre à toutes ces indications et ne rien négliger pour seconder l'action salutaire des eaux, j'ai vu, par les questions qui m'ont été adressées, qu'il m'était indispensable de faire connaître plus en détail dans cette édition les règles hygiéniques à observer pendant le traitement, tout en me conformant aux usages et aux habitudes de notre époque.

De l'habitation.

Les divers hôtels ou logements particuliers de Vichy réunissent en général tous les avantages hygiéniques que réclame la position des personnes qui viennent y chercher la santé. Toutes les habitations ne réunissent pas, il est vrai, les meilleures conditions relatives à l'exposition, mais elles sont bien distribuées, et leurs constructions en pierres granitiques scellées à la chaux les rendent très propres à conserver la sécheresse des appartements. Les rues, dans le nouveau Vichy, sont larges, l'air s'y renouvelle et circule facilement, les jardins sont spacieux et les promenades nombreuses. Le parc, par sa position centrale, ses belles allées, ses gazons et ses beaux arbres, rend de grands services aux malades en leur procurant la facilité de se livrer à l'exercice de la promenade, dans les courts instants de liberté que leur laissent les diverses parties du traitement. L'exposition la plus favorable que les malades doivent rechercher pendant les chaleurs de l'été est, sans contredit, le nord, l'est ou l'ouest, comme susceptible d'amener un air moins chaux et plus tempéré.

Des vêtements.

La nature des vêtements n'est pas aussi indifférente qu'on pourrait le penser de prime abord pour seconder et rendre plus efficace encore le résultat des eaux. Il convient de choisir ceux qui sont surtout favorables à l'absorption de la sueur, et, sous ce rapport, tous les tissus de laine occupent le premier rang ; ils ont, en outre, l'avantage de pouvoir renfermer une très grande quantité d'humidité, sans qu'elle soit très sensible à la peau.

Après ces tissus, considérés comme matière absorbante, viennent ceux de coton ; ceux-ci sont peut-être préférables, n'ayant pas, comme ceux de laine, autant de facilité à conserver les miasmes et les odeurs, ni l'inconvénient de produire sur la peau de quelques personnes une irritation quelquefois insupportable ; d'après toutes ces considérations, les malades auront soin d'appliquer sur le corps, soit avant le bain, soit après, des chemises ou peignoirs de coton, comme le moyen le plus efficace de concilier tous les intérêts à la fois.

Les tissus de lin et de chanvre sont moins avantageux pour être appliqués sur la peau, pendant qu'on fait usage des eaux, que ceux dont je viens de parler, parce qu'ils se mouillent et se sèchent trop rapidement, et qu'ils produisent par là un abaissement de température très désagréable au corps.

Il est utile, en général, que les malades s'habillent chaudement. Cette précaution est d'autant plus nécessaire que la peau, excitée par la chaleur de l'air, les bains ou les douches, devient très impressionnable ensuite aux influences atmosphériques.

Aliments dont on peut faire usage.

Le pain étant le principal aliment de l'homme doit être préparé avec la farine de froment blanc, léger et bien levé ; celui qui se trouve sur les tables de Vichy réunit toutes ces conditions ; il est, par conséquent, très nourrissant et de facile digestion ; cependant, comme il arrive quelquefois qu'il laisse beaucoup à désirer sous le rapport de la blancheur, je dois prévenir les malades que ce défaut ne lui est pas nuisible, et qu'il ne tient pas non plus à la nature séléniteuse ni alcaline des eaux des puits, comme quelques personnes l'ont supposé, mais bien à la nature du sol d'où provient le blé ; c'est ainsi que les boulangers ont remarqué que des blés de qualités égales, mais provenant des communes de Maussan, de Brujat, de Cerbannes, ainsi que d'une partie du territoire de Cusset, donnaient toujours un pain plus noir que ceux qui sont récoltés dans les communes de Vichy, de Vaisse ou de Cognat, dont les blés fournissent toujours un pain d'une blancheur parfaite.

Au nombre des aliments de nature végétale dont les malades peuvent faire usage sans contrarier l'action des eaux, nous signalerons d'abord tous ceux qui sont à base de fécule, tels que le sagou, le gruau, le tapioka, le riz et les pâtes d'Italie; cette classe d'aliments passe avec facilité, et répare très promptement les forces des malades.

Viennent ensuite, parmi les végétaux, les épinards, la laitue, la chicorée, les carottes, les asperges, les cardons, les salsifis, les réceptacles d'artichauts, les choux-fleurs ou de Bruxelles, les pommes de terre, les pois et haricots verts. La nature de tous ces légumes se concilie parfaitement avec les propriétés chimiques des eaux; ils ont, en outre, l'avantage d'être légers, adoucissants et très digestifs.

Toutes les substances alimentaires du règne animal peuvent être employées indistinctement sans détruire ni compromettre le résultat des eaux ; toutefois il sera nécessaire de faire un choix, à cause de leur digestibilité ; c'est pourquoi nous mettrons en première ligne les aliments suivants : le lait, les œufs, les viandes de bœuf et de mouton, le veau, le poulet, l'agneau, le pigeon, le dindon, le canard domestique et le lapin privé, attendu que toutes ces substances conviennent particulièrement aux estomacs des personnes faibles.

Quant au gibier, tel que perdrix, caille, grive, bécasse, lièvre, etc., toutes ces viandes sont sans doute fort agréables au goût, mais aussi d'une propriété excitante qui convient peu aux estomacs maladifs ou délicats, suffisamment surexcités par l'eau minérale. En général, toutes ces viandes conviennent mieux rôties que bouillies, attendu que le rôti bien fait conserve à la viande son principe alibile ou nourrissant, et lui donne cette belle couleur brune caramel qui rend sa digestion plus facile ; par ce mode de cuisson, on fait perdre en même temps aux viandes blanches leur saveur fade qui nuit à leur digestibilité, et leur donne le stimulant nécessaire pour réveiller les forces digestives de l'estomac ; le poulet et l'agneau sont particulièrement dans ce cas.

Le poisson, dont la chair est généralement d'un goût agréable, tendre et d'une digestion facile, provient, à Vichy, des rivières de la localité ou des environs. J'ai donné plus haut la liste de ceux que l'on trouve sur les tables. De tous ces poissons, le saumon est le seul dont on doive faire usage avec modération, parce qu'il est très nourrissant et d'une digestion moins facile que les autres.

Le beurre, le chocolat, les pruneaux cuits et les fromages ordinaires, qui ne renferment pas d'*acides*, peuvent sans inconvénient servir à la nourriture des personnes qui boivent les eaux, excepté toutefois le fromage à la crème, comme nous le verrons plus loin.

La salade ne serait pas nuisible, si on pouvait se passer d'introduire dans son assaisonnement du vinaigre et du poivre.

Les fruits secs, les amandes sucrées, ainsi que toutes les sucreries qui forment en grande partie les desserts des tables de Vichy, ne sont point contraires, si ce n'est que la digestion en est très difficile, et qu'il faut être très modéré à leur égard.

Les fruits, comme nous allons le voir bientôt, doivent être bannis des tables de Vichy; cependant, comme toutes les personnes qui viennent prendre les eaux ne sont pas, à cause du peu dè gravité de leur maladie, dans la stricte nécessité d'observer religieusement toutes les conditions d'un traitement aussi rigoureux, il sera permis à ces personnes de faire usage, d'une manière très modérée toutefois, de quelques fruits choisis dans l'ordre suivant : les prunes de reine-Claude, les pruneaux cuits, les abricots, la pêche de jardin, les figues, les framboises, le melon, le raisin et les dates, ainsi que les confitures ou compotes préparées avec ces mêmes fruits.

Il est arrivé souvent que les malades m'ont demandé ce que je pensais de l'usage des glaces ou des sorbets. J'ai toujours répondu que ces rafraîchissants, pris avec modération, n'ont rien qui puisse être nuisible à l'action des eaux, mais qu'il faut seulement éviter de les prendre au moment où le corps se trouve dans une abondante transpiration pour ne pas déranger sa santé.

Quant au café, il doit être interdit aux personnes fortes et pléthoriques, sanguines ; pour les autres, si elles en prennent ordinairement, elles pourront le continuer, en ayant soin de ne le prendre que très léger ; le thé également, s'il n'agite pas, peut être autorisé sans crainte de nuire à l'efficacité des eaux.

Aliments dont on doit se priver.

Après avoir désigné d'une manière générale, comme je viens de le faire, les aliments dont on peut faire usage, je vais indiquer également, dans le même ordre, ceux qui peuvent produire sur la santé des malades quelques influences fâcheuses, soit par leur digestion difficile à cause de la chaleur qui règne pendant la saison des eaux à Vichy, soit surtout à cause des phénomènes chimiques, dont le résultat serait de paralyser l'action de l'eau et de nuire, par conséquent, à son efficacité.

Au nombre des aliments dont la digestion est difficile nous trouvons, parmi ceux qui appartiennent au règne animal : le cochon, l'oie, le canard sauvage, le lièvre et généralement toutes les viandes noires, dont il serait dangereux de faire une nourriture constante, car elles ne conviennent guère qu'aux estomacs des personnes qui se livrent à la fatigue, et nullement à l'estomac des malades qui se trouvent suffisamment excités par l'action naturelle des eaux, et qui ont en outre l'inconvenient grave d'augmenter l'élément acide dans nos humeurs.

Les viandes fumées, les anchois, les sardines ou poissons marinés, les pâtisseries, les fritures où le beurre et la graisse dominent sont des aliments très lourds, très indigestes; c'est pourquoi les malades feront bien de s'en abstenir.

Tous les légumes secs doivent être rejetés à cause de leur enveloppe qui est toujours d'une digestion difficile; il en sera de même des champignons. Le poivre, comme tous les aliments épicés, étant incendiaire, doit être repoussé. L'oignon bien cuit et en petite quantité est sans inconvénient, de même que le sel, qui ne doit jamais être en excès dans les aliments.

Le fromage à la crème, dont les tables de Vichy sont abondamment pourvues, étant très acide doit être rejeté par les motifs que je développerai bientôt.

Parmi les aliments de la seconde catégorie, c'est-à-dire ceux qui sont nuisibles par leur nature, nous trouvons en première ligne les fruits; mais avant d'aller plus loin, je crois qu'il est nécessaire, pour mieux convaincre les malades de ce danger, de donner un aperçu succinct de la composition chimique des fruits, afin que ceux qui voudront s'éclairer et ne plus marcher dans une vieille et pernicieuse routine, et ne faire que ce qui est utile et raisonnable, puissent apprécier scientifiquement la valeur de cette recommandation.

Les fruits font partie de cette classe d'aliments que l'on appelle gommeux, muqueux et sucrés; mais à côté de ces principes constituants il s'en trouve d'autres que l'on connaît sous le nom d'acides, qui sont: les acides malique, acétique, citrique, tartrique, oxalique et gallique, principes qu'on doit reconnaître, tout d'abord, pour être des plus nuisibles à l'action et au résultat salutaires des eaux, parce qu'ils détruisent complétement leurs propriétés alcalines, propriétés pour lesquelles les malades viennent tout exprès, et souvent de fort loin, aux sources de Vichy. Dans cet état de choses, disons-le franchement puisque c'est la vérité, les malades qui font usage de ces fruits, au lieu d'avoir introduit dans le sang du bicarbonate de soude, comme c'était leur intention, n'y ont infiltré au contraire que des tartrates, des citrates ou des acétates de soude, sans propriétés alcalines, et dont les effets, ainsi que nous le voyons journellement lorsque nous employons ces préparations dans les diverses maladies, sont tout à fait différents et nullement analogues à l'action du bicarbonate alcalin. Ces combinaisons nouvelles, en dénaturant complétement les sels de Vichy, détruisent par conséquent aussi les propriétés particulières des eaux, ainsi que les effets salutaires qui doivent en être la suite. Au nombre de ces fruits malfaisants nous citerons l'orange, le citron, les cerises, les fraises, les groseilles, les pommes, les poires et les prunes ordinaires, ainsi que les compotes ou confitures préparées avec ces mêmes fruits.

Il n'est pas douteux que les personnes qui, pendant leur traitement, auront ainsi enfreint les règles de l'hygiène n'aient plus tard de grands reproches à se faire, quand elles verront que leurs infirmités n'ont rien perdu de leur intensité.

Celles qui connaissaient le danger regretteront alors, mais un peu tard, ainsi que beaucoup m'en ont fait l'aveu, d'avoir cédé trop légèrement à une funeste envie d'intempérance. Aujourd'hui les malades, mieux avertis de l'écueil qu'ils doivent éviter, obtiendront, sans aucun doute, un soulagement plus grand et des guérisons plus certaines à la suite de ce traitement.

Boissons alimentaires.

L'eau pure et limpide est certainement la plus saine comme aussi la plus salutaire de toutes les boissons. Elle est le meilleur et le plus actif de tous les dissolvants connus ; car aucune ne facilite autant les digestions et ne donne au chyme et au chyle la consistance, la douceur et la légèreté qui conviennent à leur absorption et à leur circulation dans les étroits vaisseaux chylifères. Elle remplace, en outre, avec le plus grand avantage, la partie séreuse du sang qui s'échappe continuellement par les divers pores du corps, surtout pendant l'été ; l'homme, d'ailleurs, qui ne boit que de l'eau a toujours le teint frais, l'esprit plus libre, le caractère plus doux, plus égal et la santé mieux affermie. On voit, par là, qu'aucune boisson ordinaire ne peut remplacer et venir aussi bien qu'elle au secours de nos organes et de nos fonctions.

L'eau douce que l'on trouve dans les puits de Vichy laisse beaucoup à désirer sous le rapport de sa pûreté; elle contient beaucoup trop de sulfates, d'hydrochlorates et de carbonates de chaux, car elle dissout mal le savon et durcit les légumes à la cuisson; elle renferme, en outre, des propriétés alcalines plus ou moins prononcées, que les pluies augmentent par le lessivage des terres. Cette propriété alcaline de l'eau ordinaire est fort désagréable pour ceux qui ne sont pas malades ou qui, étant en traitement, ne font pas usage des eaux minérales pendant les repas.

Celle qui alimente les fontaines publiques vient, par des conduits souterrains, des montagnes voisines du Vernay. Elle est très pure et réunit toutes les conditions d'une eau douce de bonne qualité.

L'eau minérale des Célestins convient très bien aux malades pendant les repas, pure ou coupée avec l'eau douce, mais jamais avec le vin ou d'autres liqueurs fermentées.

Dans le cas où par habitude, ou par tout autre motif, un malade ne pourrait pas se passer de boire du vin, il faudra l'étendre dans une certaine quantité d'eau douce, un tiers par exemple, pour deux ou trois parties d'eau.

Le vin ainsi que toutes les liqueurs fermentées ne convient en aucune manière lorsqu'on boit les eaux de Vichy. Une simple énumération des éléments chimiques qu'ils renferment fera mieux apprécier, je pense, le danger qu'il y aurait à ne pas suivre ce conseil.

Le vin se compose d'alcool, de sucre, de tartrate *acide* de potasse et de chaux, de sulfate et d'hydrochlorate de potasse et de soude, d'une matière colorante, et enfin d'*acide acétique* ou *vinaigre*.

La bière contient moins d'alcool, un peu plus de matière sucrée, un principe amer, de la fécule, une matière végéto-animale, du phosphate de chaux, de l'acide carbonique, et de plus de l'*acide acétique*.

Le cidre, ou suc de pommes fermenté, est composé d'une grande quantité d'eau, d'une matière sucrée, d'alcool et de beaucoup d'*acide malique*. Le poiré est encore plus acide.

On voit évidemment, d'après l'énumération de tous ces principes constituants des boissons dont nous faisons habituellement usage, qu'elles ne peuvent qu'être nuisibles à l'action médicamenteuse des eaux, et par conséquent au bien-être des malades.

Toutes ces boissons, mélangées avant ou pendant qu'elles sont dans l'estomac ou dans le sang, se combinent, décomposent et neutralisent les principes alcalins des eaux, et forment avec eux des combinaisons nouvelles, d'où découlent des propriétés étrangères, et enfin des résultats nuls ou différents de ceux qu'on se proposait d'obtenir.

Ces phénomènes de décomposition sont d'ailleurs si évidents pour tout le monde que les malades les voient tous les jours s'opérer sous leurs yeux quand ils mélangent les eaux de Vichy avec le vin ou autres boissons acides.

Or, vouloir continuer, malgré la preuve matérielle des faits, un semblable mélange, c'est vouloir se tromper soi-même et nier l'évidence.

Le vin, dans tous les cas, n'est pas d'une nécessité indispensable; c'est plutôt le résultat d'une mauvaise habitude de notre civilisation, car les Arabes, les Turcs et bien d'autres peuples encore n'en font point usage, et cependant cela ne les empêche pas de jouir d'une santé tout aussi énergique que la nôtre, soit sous le rapport physique, soit sous le rapport moral. Quel inconvénient d'ailleurs y aurait-il à se priver de vin pendant un mois, par exemple, temps que dure la saison à Vichy?

Nous avons dit plus haut, dans tous les cas, les conditions auxquelles on devrait se soumettre si, par habitude, on ne pouvait se passer de boire du vin : ceux de Bordeaux ou de Bourgogne me paraissent devoir être conseillés comme étant dans des conditions plus favorables que les autres, attendu qu'ils sont plus légers et moins acides que les vins ordinaires du pays.

Du sommeil.

Le sommeil étant le silence des sens et des mouvements volontaires doit être modéré, de six à huit heures par exemple ; un sommeil porté à l'excès est toujours contraire à la santé ; il rend le corps faible, lâche, mou, lourd et pesant ; le sang s'épaissit, son cours se ralentit et produit un embonpoint excessif, tandis qu'un sommeil modéré rétablit les forces du corps, le rend plus agile, plus dispos et l'esprit plus libre ; il faudra, en conséquence, que les malades se couchent et se lèvent de bonne heure.

L'habitude de dormir dans la journée est une mauvaise habitude : cette disposition, quand elle existe, est toujours due à la mollesse ou à une alimentation trop abondante ; ce sommeil, dans tous les cas, est peu réparateur ; il laisse la bouche amère, pâteuse et la tête pesante pour le reste de la journée ; il peut cependant être nécessaire aux personnes qui sont obligées de se lever de très grand matin pour prendre les eaux ; dans ce cas, le sommeil peut être permis, mais il faut qu'il soit d'une heure au plus.

Les nuits étant plus froides que le jour, les malades auront soin de se couvrir davantage ; il faudra éviter de laisser les croisées ouvertes et la tête nue pour éviter le refroidissement, à cause de la transpiration qui est très fréquente pendant le sommeil.

RÈGLES GÉNÉRALES D'HYGIÈNE A OBSERVER.

Après avoir passé en revue, comme nous venons de le voir, les qualités utiles ou nuisibles des aliments, il existe encore une autre recommandation relative à la connaissance des substances qui conviennent plus particulièrement à chaque individu et qui sont indépendantes de leur nature. L'expérience, sous ce rapport, peut mieux faire connaître aux personnes la manière d'après laquelle elles doivent se guider; toutefois je vais indiquer ici d'une manière générale quelles sont les règles qu'il convient de mettre en pratique.

Disons d'abord qu'il est aujourd'hui reconnu en principe que, pour qu'un homme se porte bien, il faut qu'il fasse usage d'aliments de nature végétale et animale, de manière à atténuer par cette combinaison les propriétés trop exclusives de chaque nature d'aliments en particulier. La sobriété, toutes choses égales d'ailleurs, est la condition indispensable pour rendre les eaux efficaces; mais comme la quantité d'aliments est relative à chaque personne, il est par conséquent impossible de poser d'avance des règles précises à cet égard ; ce qu'il y a de certain, c'est qu'en général les malades mangent beaucoup trop, et qu'ils ébranlent chaque fois par leurs excès les ressorts de leur constitution et détruisent immédiatement les effets des eaux, ce qui fait qu'un grand nombre retombent, ou restent constamment malades, ou bien ne retirent aucun bénéfice de leur traitement. Il n'en serait pas ainsi, j'en suis certain, si chaque malade savait s'arrêter lorsque l'appétit ne se fait plus sentir ; deux repas suffisent, et encore faut-il qu'ils soient légers et que les mets soient simples, attendu qu'une alimentation trop considérable ou trop excitante est incompatible avec le bon emploi des eaux, et que d'ailleurs l'estomac ne peut être occupé par deux agents à la fois, attendu qu'il a besoin de toutes ses forces pour soutenir l'action des eaux, faciliter leur passage dans le sang et par suite dans nos organes, sans réagir défavorablement sur elles.

Le régime végétal, dont l'usage favorise l'alcalinité de nos sécrétions, sera en outre d'un très grand secours à la personne dont l'estomac aura besoin de grands ménagements.

Indépendamment de ces maximes relatives à l'influence des eaux sur les digestions et à leurs effets consécutifs, il en existe d'autres non moins importantes à observer, qui sont relatives à la température atmosphérique très élevée au moment de la saison. Nous savons tous que l'influence d'une température chaude se fait sentir d'abord à la peau, dont elle augmente la vitalité en y établissant le siége d'une abondante transpiration, visible ou insensible; de telle sorte que, pendant cette période, la surface cutanée absorbe pour ainsi dire toute la vitalité des organes intérieurs, celle de l'estomac en particulier, qui ne peut plus supporter comme en hiver une grande quantité d'aliments sans se fatiguer ou s'irriter par le plus léger écart de régime. Ce qui le prouve, c'est que, pendant les chaleurs, nous éprouvons du dégoût pour les aliments tirés du règne animal, et que nous n'avons de désir que pour les substances végétales, et de l'appétence que pour les acides. L'estomac et le foie, pendant les chaleurs, acquièrent une activité et un volume plus considérables ; la sécrétion de la bile est augmentée et semble se répandre sur tout le corps. Il est facile, d'après cela, de voir combien les malades atteints d'affections du foie ou de l'estomac doivent prendre de précautions sous le rapport alimentaire s'ils veulent éviter d'aggraver leur maladie. Les personnes nerveuses auront aussi de grands ménagements à prendre. Attendu que la chaleur place chez elles tous les organes dans un état de mobilité et de susceptibilité extrême, une nourriture par conséquent forte et excitante devra être bannie, alors même que ces personnes ne feraient pas usage des eaux de Vichy.

Les substances qui doivent entrer dans ce régime particulier sont les légumes aqueux ou herbacés, les fécules, les viandes blanches, le laitage, les substances animales gélatineuses, albumineuses, et, pour boisson, de l'eau des Célestins, ou se borner à l'usage très modéré de vins froids étendus d'eau *douce*. On aura soin d'éviter les substances trop animalisées, par conséquent celles qui appartiennent à des animaux déjà faits ou adultes.

Il ne faut, dans aucun cas, user d'une trop

grande variété de mets à chaque repas ; on ne doit faire usage que des plus simples, soutenir l'économie sans l'exciter, manger ce qui se digère bien, ce qui passe le mieux, et qui ne peut contrarier d'aucune manière l'action des eaux.

« Lorsque je vois, disait Adisson, ces tables « modernes couvertes de toutes les richesses des « quatre parties du monde, je m'imagine voir la « goutte, l'hydropisie, la fièvre, la léthargie et « la plupart des autres maladies cachées en em- « buscade sous chaque plat. »

En résumé, nous devons prévenir les malades que toute maladie exige un régime particulier, fondé sur la nature du mal et le degré de la maladie, soit aiguë, soit chronique, à plus forte raison quand on doit appliquer à cette maladie l'action d'un remède aussi puissant et aussi énergique que l'eau minérale de Vichy ; de là la nécessité, pendant qu'on le prend, de consulter souvent le médecin, afin de veiller aux accidents qui pourraient se développer dans le cours du traitement.

Il est par conséquent de la plus grande importance que celui-ci examine avec soin l'état de l'estomac et des intestins, la circulation générale, la susceptibilité des organes, ainsi que la constitution individuelle. Chaque malade doit avoir soin de se munir de l'historique de sa maladie écrit par son médecin ordinaire, indiquant les moyens mis en usage, les effets qu'ils ont produits, l'invasion et la marche de la maladie. Il faudrait en outre, et ceci me paraît indispensable, que le malade pût immédiatement se soumettre, sous le rapport maladif, au régime des eaux; il faut qu'il ait soin d'éviter le froid et l'humidité, de ne pas se mettre dans le bain le corps étant en sueur, de se couvrir plus que d'habitude en sortant; il peut, à la rigueur, boire, pendant le bain, les verres d'eau qui lui restent, si des motifs l'ont empêché de les prendre aux heures convenables. Il faudra, si c'est possible, que le bain du soir soit pris deux heures avant le repas; qu'il étudie ensuite l'action des eaux; l'impression qu'elles produisent sur le cerveau, l'estomac et les intestins; sur la digestion et les urines; qu'il observe si elles provoquent des envies de dormir, des coliques ou de la diarrhée, pour en rendre un compte exact à son médecin, afin que celui-ci puisse juger s'il ne serait pas convenable de faire changer le malade de source, de modifier l'eau qu'il boit ou celle des bains qu'il prend.

Règle générale, il est préférable que le malade boive la quantité d'eau nécessaire pendant les vingt-quatre heures, dans le courant de la matinée, plutôt que dans la journée ; dans tous les cas, il faudrait faire en sorte que la plus forte dose fût prise avant le déjeuner, à cause de la vacuité de l'estomac et de l'absorption plus facile des principes minéralisateurs de l'eau. Après le déjeuner ou après le dîner, elles peuvent troubler la digestion, à moins toutefois qu'un intervalle de quatre ou cinq heures se soit écoulé depuis le dernier repas. Il est cependant des malades dont les digestions font naître des rapports acides, ou qui digèrent difficilement ; ceux-là pourront, après les repas, prendre un ou deux verres d'eau de la source de l'Hôpital ou des Célestins, si l'eau de cette source est supportée facilement par l'estomac.

Il serait convenable aussi de prendre de préférence les bains dans le courant de la journée ; par ce moyen, on n'aurait pas à craindre le refroidissement qui peut survenir par l'air frais du matin. Si rien ne s'y oppose, le malade se couchera dans un lit bien chaud pendant une heure en sortant du bain, afin de favoriser le plus possible la transpiration cutanée, si nécessaire à l'efficacité des eaux.

En résumé, nous dirons que le régime, pendant qu'on fait usage des eaux, est aussi nécessaire à Vichy que partout ailleurs, et peut-être plus, si lon considère que les maladies pour lesquelles on y vient sont principalement relatives aux organes de l'appareil digestif, et qu'ensuite la nature chimique des eaux ne permet pas non plus de faire usage de toute sorte d'aliments.

Les malades ne devront jamais perdre de vue qu'il ne suffit pas de boire les eaux pendant un certain temps, mais bien qu'il faut encore la plus grande circonspection et la plus grande sévérité dans le régime, car, on ne saurait trop le répéter, l'action salutaire des eaux sera d'autant plus grande que les malades se seront renfermés davantage dans une alimentation convenable et modérée.

Je suis d'avis aussi que les malades recherchent la distraction, et à ce sujet je ne saurais trop recommander la fréquentation des bals et concerts établis et dirigés par le célèbre Strauss; cette distraction, en éloignant tous les chagrins, produit une diversion salutaire, qui vient, comme un baume bienfaisant, s'ajouter à l'efficacité des eaux. Je dirai plus, son secours me paraît indispensable aux personnes affectées d'hypocondrie, attendu que rien n'est aussi dangereux que la tristesse de l'âme, dont les effets produisent plus de la moitié des maux qui affligent l'espèce humaine. Les morceaux exécutés par ce gracieux compositeur sont en général d'une harmonie douce, gaie et légère; si quelquefois cependant son orchestre, dont l'exécution est parfaite, fait entendre des sons beaucoup plus graves, c'est afin de trouver, par ses airs variés, l'occasion d'offrir à chaque assistant un sujet de douce satisfaction musicale.

Il est utile aussi que les malades recherchent les causeries gaies et familières, les livres récréatifs, les amusements agréables; la promenade à pied ou à cheval, les courses en voiture; il faudra qu'ils éloignent avec soin toutes les préoccupations d'esprit, l'amertume des passions, les inquiétudes de l'âme, le souci des affaires et les tracas de la vie domestique; la vie de l'hôtel est, sous ce rapport, très utile à cause de la société qu'on y rencontre et dont le commun désir est de ne pas s'ennuyer, mais en se modérant toutefois sur l'alimentation qu'une semblable réunion encourage beaucoup trop. Toutes ces recommandations, mises en pratique, contribueront à leur tour au rétablissement plus prompt des malades. Il arrive trop souvent que des malades quittent Vichy avec les mêmes infirmités qu'ils avaient en y arrivant, et qu'ils en partent en accusant les eaux d'avoir été sans efficacité à leur égard. Ces personnes devraient dans ce cas examiner quelle a été leur conduite pendant la saison, et elles trouveraient très souvent que c'est à leur intempérance qu'elles doivent attribuer ce fâcheux résultat.

Nous ajouterons en terminant, comme question d'hygiène, qu'indépendamment des promenades fort agréables que possède Vichy, il existe dans les environs des sites et des lieux à connaître et dont la description se trouve placée au commencement de cet ouvrage.

DE LA SAISON.

C'était pendant les mois d'avril, mai et juin, septembre et octobre qu'on prenait anciennement en boisson les eaux de Vichy. « Cependant, dit Desbrest, par un abus aussi dangereux « qu'inconcevable, les malades ne se rendent « aux eaux que vers la fin du mois de juin, précisément dans les temps où ils devraient en dis-

« continuer l'usage; il suffit, pour se convaincre « de cette vérité, d'examiner les principes qui « minéralisent ces eaux, et on voit par là qu'il « serait peut-être moins dangereux de les pren- « dre pendant les grands froids que pendant les « ardeurs de la canicule; aussi qu'arrive-t-il? « c'est que les malades qui les boivent pendant « les mois de juillet et d'août éprouvent souvent « des douleurs de tête, des tiraillements et des « contractures dans les muscles, des chaleurs « dans les entrailles, des insomnies, des cons- « tipations si opiniâtres qu'ils sont forcés de « renoncer à ce remède, qui dans un temps « mieux choisi leur aurait fait autant de bien « qu'ils en éprouvent de mal. »

Je pense néanmoins, malgré l'opinion de Desbrest, qu'il est préférable d'attendre la belle saison, car il n'est pas douteux que la douceur de la température et la sérénité de l'air ne contribuent pour beaucoup à les rendre plus efficaces. Nous devons faire remarquer que c'est à cette époque que la transpiration peut s'établir franchement, et que le besoin de boire et de se baigner se fait le plus sentir, de telle sorte que, si on arrivait à Vichy avant le mois d'avril, époque où la chaleur n'a pas encore commencé, comme aussi si on y restait après le mois d'octobre, époque où le froid resserre les pores de la peau, il serait, dans les deux cas, ou trop tôt ou trop tard.

Je pense, d'après tout cela, que ce n'est qu'à partir du mois de mai qu'on peut se rendre utilement aux eaux de Vichy, et qu'on peut y rester, avec le même avantage, jusqu'au mois d'octobre, attendu que le printemps y commence de bonne heure, et que pendant le mois d'octobre on aperçoit des fleurs et des fruits au milieu des champs couverts encore de verdure.

Nul doute que si, pendant les mois de juillet et d'août, époque à laquelle il est presque interdit de les prendre en boisson, on se laisse aller au désir pressant de boire, nul doute, dis-je, que les eaux qui doivent être prises avec tant de modération ne puissent, au milieu des grandes chaleurs, produire des accidents fâcheux, déterminer des douleurs de tête, des ballonnements du ventre, et enfin tous les accidents dont nous avons parlé.

Ce trouble fonctionnel est tellement constant que le baron Lucas a dit aussi que dans les grandes chaleurs il fallait surveiller l'emploi des eaux de Vichy pour ne pas augmenter les maladies du foie. Quoi qu'il en soit, il n'est pas nécessaire, ainsi que le conseillaient les anciens inspecteurs des eaux, de suspendre l'eau en boisson ; il faudra seulement ne pas oublier qu'en tout il faut de la modération et que cet axiome doit être encore plus observé au moment des grandes chaleurs et des orages que pendant les mois tempérés de la saison, laquelle commence à Vichy le 15 mai et finit le 15 septembre.

EAUX TRANSPORTÉES.

L'eau minérale des sources de Vichy peut être transportée, sans aucun doute, et bue à des distances plus ou moins éloignées. Mais doit-on conclure de là qu'elles soient aussi salutaires qu'elles le sont à la source? Cela devrait être si leurs vertus dépendaient uniquement des principes fixes; mais l'analyse chimique nous apprend qu'indépendamment de ces principes elles en ont aussi de volatils, susceptibles par conséquent de s'échapper, ou tout au moins de diminuer dans le trajet. Mais en supposant qu'elles puissent conserver la totalité de leurs propriétés, leur action dans tous les cas ne pourrait jamais être la même, le malade n'étant pas dans les mêmes conditions hygiéniques, c'est-à-dire qu'il n'aura pas le même air, qu'il ne verra pas les mêmes lieux, qu'il ne se trouvera pas éloigné de ses occupations, toutes choses indispensables pour favoriser l'efficacité des eaux. Il existe, en outre, autour des sources des miasmes qui flottent dans l'atmosphère et qui agissent aussi sur la santé des malades; mais à part toutes ces considérations, la température naturelle de l'eau des sources est toujours une chose importante; on peut, il est vrai, la rétablir en la faisant chauffer au même degré, mais on ne doit pas s'attendre à ce que l'effet soit le même; car l'abaissement de température a dû diminuer la force dissolvante de l'eau et déterminer la séparation de quelques principes fixes.

Ces réflexions sont tellement fondées que les mêmes personnes qui les supportaient avec facilité sur les lieux s'en trouvent souvent fort incommodées lorsqu'elles les prennent loin des sources.

Quant au mode de conservation, celui qui se pratique aujourd'hui, et qui consiste à prendre l'eau puisée au sein de la source dans des bou-

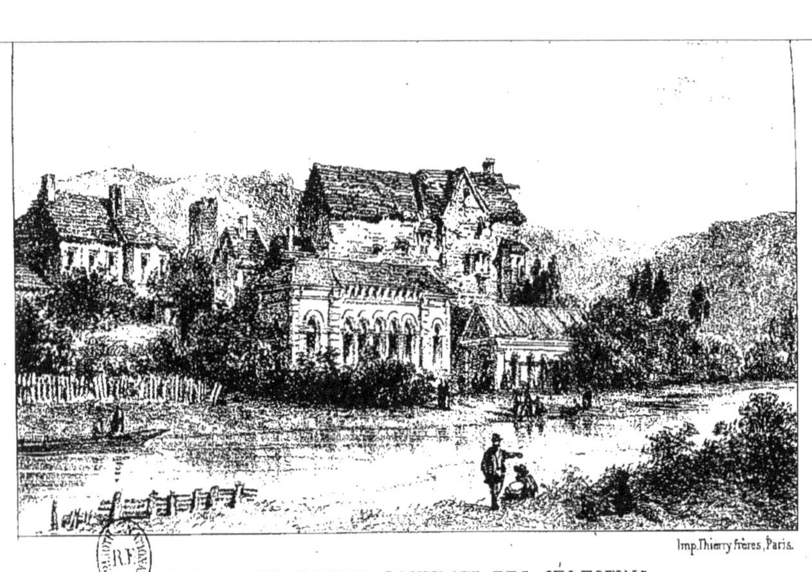

Imp. Thierry frères, Paris.

SOURCE ET ANCIEN COUVENT DES CÉLESTINS.

teilles de grès hermétiquement bouchées, réunit toutes les conditions désirables ; il faut ensuite avoir soin de tenir ces bouteilles dans des endroits frais, à l'abri des gelées et de la chaleur. Dans cet état l'expérience prouve qu'on peut les conserver plusieurs années de suite. Il n'est pas douteux, non plus, qu'elles ne puissent produire d'excellents effets ; mais il n'est pas moins vrai que, malgré toutes les précautions, nous conseillons aux personnes qui veulent obtenir des résultats salutaires, efficaces, de faire le sacrifice de se rendre sur les lieux, car c'est là seulement qu'elles pourront trouver tous les éléments constitutifs auxquels les eaux minérales doivent leurs propriétés médicinales.

DE LA GOUTTE.

L'effet des eaux minérales de Vichy, relativement à la goutte, a été interprété jusqu'à présent de diverses manières. Étranger aux deux opinions qui règnent aujourd'hui, je vais essayer, par l'analyse des phénomènes qui caractérisent cette affection et par l'examen approfondi des moyens qui jusqu'à présent ont obtenu le plus de succès, de détruire cette incertitude désespérante pour les malades, et de reconnaître ce que ces théories ont de fondé, abstraction faite des faits favorables ou nuisibles, fournis à l'appui de chaque système en particulier.

Je passerai rapidement, puisque je n'ai pas à traiter ici de la goutte, sur les signes et les symptômes de cette affection, afin que nous puissions mieux approfondir les conclusions que nous devons en tirer concernant le traitement.

Disons d'abord qu'on divise la goutte en goutte articulaire, aiguë ou chronique, régulière ou irrégulière, et en goutte interne, viscérale, remontée, rétrocédée ou mal placée.

Les malades qui se rendent à Vichy connaissent trop malheureusement les divers symptômes précurseurs de l'accès de goutte, lequel commence ordinairement par un malaise général, soif irrégulière, insomnie, inquiétudes, ennui. Puis ensuite le malade voit au bout de quelques jours se développer, pendant la nuit, sur l'une des articulations du pied, le plus souvent le gros orteil, une douleur rongeante, tensive, brûlante, avec gonflement de la partie malade. Le mal peut rester pendant toute l'attaque sur la même articulation; on le voit aussi souvent se déplacer pour se porter subitement sur l'articulation du membre opposé. La fièvre qui se déclare dans les premiers jours est toujours en rapport avec l'intensité de l'attaque. L'accès se calme vingt-quatre heures après, vers le lever du soleil, par une abondante sueur, pour reprendre ensuite pendant la nuit. Cet état dure ordinairement de deux à trois semaines au minimum.

Pendant ce temps les urines sont rares, enflammées, épaisses et sédimenteuses; l'appétit se perd, l'estomac est gonflé, le ventre est resserré, le malade éprouve de la pesanteur et des inquiétudes dans les différentes parties du corps. Cet état dure jusqu'à ce que la maladie se trouve emportée par la transpiration, par des urines abondantes ou d'autres évacuations. Tels sont les symptômes que l'on remarque le plus ordinairement dans l'état aigu et régulier de la maladie. Si cet état se prolonge, si les accès ne sont plus réguliers, la maladie prend alors le nom de goutte vague, irrègulière, imparfaite. Toutes les articulations peuvent dans ce cas devenir malades, et l'on voit souvent alors se former autour des articulations des dépôts calcaires dont nous parlerons plus loin.

Les moyens de traitement qui, dans cette circonstance, ont paru les plus avantageux consistent, quand l'accès n'est pas très grave, à entourer les parties souffrantes avec de la flanelle, des peaux de cygne ou de lapin; le repos d'esprit et de corps; une nourriture légère, végétale; et pour boisson, une tisane de chiendent légèrement nitrée.

Lorsque la douleur de l'articulation malade est très vive, on applique cinq ou six sangsues sur cette partie, plus tard on passe aux révulsifs, aux excitants de la transpiration, des selles et des urines. Des bains de vapeur et les fumigations avec le tabac ont souvent produit d'excellents effets. Nous ne parlerons pas de tous les médicaments internes et externes qui ont été tour à tour employés et abandonnés presque aussitôt; nous nous contenterons d'indiquer seulement qu'ils avaient tous pour but d'exciter fortement le système cutané ou le tube digestif, tels que le topique du docteur Ward, préparé avec l'acide hydrochlorique et l'essence de térébentine, le cataplasme de Pradier, avec la farine de graine de lin, sur lequel on verse deux onces d'une liqueur préparée avec le baume de la Mecque, le quinquina, le safran, la salsepareille, la sauge et l'alcool rectifié; puis vient ensuite le soufre, la poudre de Dower, l'antimoine, etc.

La goutte *interne, des viscères, remontée, rétrocédée* ou *mal placée*, est presque toujours consécutive à la goutte articulaire. Tous les organes peuvent en être le siége : la tête, le cœur, l'estomac, les poumons et les reins. D'autres fois elle apparaît spontanément sur ces organes sans être précédée de l'affection articulaire.

Les symptômes présentés dans tous ces cas sont analogues à ceux qui caractérisent les diverses maladies de ces organes; ainsi, pour l'estomac, ce sont : les nausées, vomissements, cardialgies et flatuosités; pour le cœur et les poumons, on remarque les étouffements, la dyspnée, l'asthme, le crachement de sang, la céphalalgie, les pesanteurs de tête, quelquefois l'apoplexie et la paralysie, lorsque la goutte se trouve fixée sur le cerveau. C'est dans toutes ces circonstances seulement que la goutte peut devenir mortelle en peu de temps, et que les révulsifs à la peau, les excitants de toute espèce sont utiles, particulièrement sur les articulations qui ont pu précédemment être malades. Il faudra bien se garder d'employer les toniques, les irritants à l'intérieur, si c'est l'estomac qui est le siége de la goutte, ou s'il se trouve accidentellement enflammé. On emploiera aussi les diaphorétiques et les bains de vapeur.

Je dois faire remarquer que, dans toutes ces conditions de la maladie, l'action stimultante que détermine l'eau de Vichy sur la peau se trouve jusqu'à présent parfaitement indiquée.

Les malades qui se présentent à Vichy sont plus particulièrement atteints de cachexie goutteuse, de goutte constitutionnelle que de goutte régulière aiguë; or, les malades dans cet état présentent ordinairement les symptômes suivants : douleurs vagues, faiblesse dans toutes les parties du corps ; la langue est saburrale, il y a du dégoût, des nausées, de l'inappétence ; quelquefois des vomissements, des flatuosités, des pesanteurs du côté de l'estomac ; des douleurs fixes sur quelques organes internes, comme aussi dans les articulations, dans les membres, les lombes, les reins ou le nerf sciatique.

Les excrétions habituelles sont généralement supprimées ; les urines sont rares et chargées d'un sédiment considérable formé par l'acide urique, des oxalates ou phosphates de chaux; des concrétions tophacées se déposent ou existent déjà autour des diverses articulations des pieds ou des mains.

Le traitement dans cet état de goutte diathésique consiste principalement dans la destruction du vice ou de l'élément goutteux. Les divers agents de guérison employés pour le combattre avec le plus de succès sont empruntés principalement aux moyens prophylactiques, c'est-à-dire au régime, aux soins hygiéniques, à l'éloignement des travaux de l'intelligence, des peines et des chagrins de l'âme; un point essentiel est le changement à opérer dans la nature des aliments, lesquels doivent appartenir de préférence au règne végétale afin de diminuer l'état de pléthore et l'exubérance d'un sang trop riche ou trop plastique, qui est pour ainsi dire à demi converti en chair et en graisse, à cause d'une alimentation jusque-là trop animalisée, et dont l'assimilation favorise encore le développement des acides dans nos humeurs. Il est évident qu'en modifiant l'alimentation on intervertit l'ordre ordinaire des fonctions en donnant naissance à des phénomènes nouveaux qui changent l'organisme et les éléments des produits sécrétés. Il faut que le malade se prive de liqueurs spiritueuses fermentées; cependant le vin de Bordeaux coupé peut être autorisé, de même que le café léger et le thé. Les boissons permises sont la bière, le cidre, le vin léger et mousseux ; le lait est dans ce cas un excellent aliment. Il faut surtout favoriser la transpiration, car, dans les colonies, où la chaleur est très grande et où l'on boit habituellement du café, on ne connaît ni la goutte, ni la gravelle.

Les vêtements doivent être chauds et légers, afin de défendre le corps des impressions fâcheuses de l'atmosphère; sous ce rapport la flanelle est l'étoffe la plus avantageuse: elle maintient la chaleur du corps, absorbe la transpiration et détermine sur la peau des frictions douces et prolongées. Généralement les bains ne conviennent pas aux goutteux; d'abord, parce qu'ils enlèvent à la peau une grande partie de son calorique et qu'ils rendent le corps très impressionnable aux influences atmosphériques, ce que les goutteux doivent surtout éviter: le bain est particulièrement contre-indiqué quand l'atmosphère est agitée et saturée d'humidité; la sécheresse et la chaleur de la peau sont indispensables. Le malade aura soin d'habiter un climat chaud et doux.

Il ne faut pas que le goutteux oublie que la bonne chère, l'usage des liqueurs fermentées et les plaisirs intempestifs de l'amour sont les causes les plus fréquentes de la goutte.

Les remèdes préservatifs et curatifs employés par les auteurs qui ont écrit sur la goutte, tels que Sydenham, Stahl, Barthez, consistent principalement, ainsi que nous l'avons déjà vu en partie, dans les excitants de la peau, afin de favoriser le plus possible la transpiration cutanée, et ce moyen est si puissant qu'on a vu faire avorter un accès de goutte par le secours seul d'une abondante transpiration. Les bains de vapeur, les bains alcalins, sont de puissants moyens de transpiration et d'excitation cutanée; les laxatifs et les purgatifs sont aussi quelquefois utiles, lorsque l'estomac et les intestins ne sont pas irrités.

L'opium est presque toujours nuisible si le malade est pléthorique et que la tête soit disposée à la congestion.

Parmi les remèdes dits empiriques on trouve l'anti-goutteux de Want, composé avec la teinture de bulbe de colchique; l'eau minérale de

Heusson, composée avec la même racine; le ratafia des Caraïbes, préparé avec le gayac et le rhum; le remède de Tavarès, formé par une série de purgatifs salins.

Nous voyons, d'après cela, que ce ne sont pas les médicaments qui manquent à la maladie, mais bien la faculté de déterminer les cas dans lesquels tous ces moyens peuvent trouver un emploi utile. L'état du malade, l'âge, le tempérament, doivent faire varier les indications. Ainsi le goutteux affaibli, énervé, sans appétit, pourra faire usage avec succès des toniques, d'aliments un peu succulents, et, pour boisson, de vin de Bordeaux; mais l'usage de tous ces moyens sera interdit à celui qui aura un tempérament bilieux, sanguin, et une constitution forte et robuste.

Des causes qui amènent la diathèse goutteuse.

Les causes qui produisent la goutte sont très nombreuses; toutefois une première condition est nécessaire, c'est la disposition que l'on apporte en naissant à en être atteint. Cela admis, voici les causes reconnues les plus propres à développer cette affection : une constitution d'abord forte et robuste, un tempérament sanguin, la tête forte, les os gros ; l'appétit très développé, une alimentation très abondante, succulente et fortement azotée ; l'abus des liqueurs spiritueuses et fermentées ; une vie oisive, succédant à une vie active ; l'abus des plaisirs vénériens ; les études opiniâtres, les travaux de cabinet, les veilles prolongées, les passions violentes, les chagrins de cœur, etc. On voit déjà d'après cela qu'il n'y a qu'une seule classe d'individus qui puisse en être atteinte, ce sont les personnes riches, et en effet les pauvres ne connaissent pas cette maladie.

Il est évident, d'après ce que nous venons de voir, que la véritable cause déterminante de la goutte chez l'homme prédisposé doit être attribuée à une nourriture trop animalisée et trop abondante, laquelle fournit un excès de matériaux nutritifs dont l'économie ne sait que faire, et que le travail de décomposition ou de déperdition ne peut parvenir à enlever au corps. Cette perte est cependant nécessaire pour que les fonctions de notre organisme soient parfaitement en équilibre. Elle a lieu ordinairement au dehors par les voies naturelles d'excrétion, telles que la sueur, les urines, la défécation; et si elle ne se fait pas, l'élément nutritif est alors réparti sur tous nos organes, dont il accroît inutilement le volume.

Les tissus fibreux articulaires paraissent très disposés à recevoir ce superflu de la nutrition, qui finit par s'y déposer sous forme de concrétions composées d'acide urique et phosphorique, de chaux, de soude et de matière animale qui leur sert de lien. Les urines présentent en même temps des traces considérables de cette abondante et riche nourriture, car ce liquide est rendu tenant en suspension et en dissolution, qui se dépose après le refroidissement, une très grande quantité d'acide urique. Ce fait est si vrai qu'on le voit même se produire chez tous les individus, goutteux ou non, toutes les fois qu'ils ont fait la veille un dîner copieux, abondant en matière animale et en liqueurs fermentées.

C'est vers l'âge de quarante ans, alors que l'individu a atteint toute sa croissance, que ces phénomènes se produisent. Cette maladie est rare dans l'enfance et la puberté, attendu que les matériaux excédants trouvent à cette époque de la vie leur emploi dans la croissance. Elle est rare chez les femmes, d'abord parce qu'elles sont plus sobres que les hommes, mais aussi à cause de leurs évacuations menstruelles.

Si maintenant nous voulions examiner ici la cause ou les causes qui produisent la gravelle, il nous serait impossible, après avoir compulsé tous les auteurs, de trouver d'autres causes, d'autres motifs à cette maladie, que les causes et les motifs dont nous venons de parler au sujet de la goutte: il n'y aurait sous ce rapport rien à ajouter, rien à retrancher, ce qui prouve évidemment que le traitement de cette affection doit être aussi celui de la goutte, puisque les causes prédisposantes et déterminantes sont absolument les mêmes. Cela est si vrai que la goutte précède quelquefois la gravelle, que d'autres fois c'est la gravelle qui commence, et que les concrétions engendrées par la néphrite et la diathèse goutteuse ont une composition chimique de même nature.

Or, comme il a été démontré dans tous les temps, physiologiquement et chimiquement, par conséquent de la manière la plus positive, que les eaux alcalines de Vichy agissaient avec la plus grande efficacité contre la gravelle, nous sommes fondé à admettre que leur efficacité sera tout aussi grande pour la goutte. Les faits d'ailleurs que nous avons observés, et que M. le docteur Petit a observés depuis bien plus longtemps, sont autant de preuves incontestables qui viennent à l'appui de notre manière de voir.

Maintenant que faudra-t-il faire pour annuler la cause prédisposante de la goutte et empêcher la cause déterminante de se produire? La réponse est facile, tout le monde la comprendra d'avance; mais il faut pour réussir que ceux qui se trouvent dans une situation constitutionnelle aussi fâcheuse aient le courage, s'ils veulent guérir, de s'imposer des privations, de réformer leurs jouissances. C'est la première condition à laquelle ils doivent se soumettre s'ils veulent que le médecin leur rende la santé. Alors, mais alors seulement, les eaux minérales de Vichy pourront être utilement appliquées, non-seulement pour détruire le mal déjà existant, mais encore pour placer l'individu dans une position de santé durable en introduisant dans l'économie l'alcali qui lui fait défaut, but que l'on atteindra particulièrement par l'usage de l'eau de Vichy.

Pour démontrer l'utilité et la manière d'agir des eaux alcalines dans les divers phénomènes morbides dont nous venons de tracer l'histoire, le lecteur n'aura qu'à lire la partie de cet ouvrage qui traite des propriétés médicinales des sources de Vichy, et il verra que jamais malade n'a été mieux placé pour trouver à sa maladie des moyens aussi puissants de guérison, car la nature semble avoir voulu réunir en elles tous les éléments de secours pour les goutteux et les graveleux[1].

On pourra se convaincre également que les bains d'eau minérale alcaline ont une action révulsive très énergique et la propriété de favoriser la transpiration cutanée, phénomènes principaux que tous les médecins ont cherché à pro-

(1) Les faits nombreux de guérison que j'ai observés depuis que je viens à Vichy confirment en tout point ces déductions théoriques. Ces résultats pratiques que je ne puis rapporter ici sans sortir du cadre que je me suis tracé feront l'objet d'un travail spécial que je publierai plus tard, et qui renfermera non-seulement toutes les observations recueillies avec soin, concernant la goutte et la gravelle, mais encore toutes les maladies pour lesquelles on a recours aux eaux alcalines de Vichy. Ce travail statistique dont je possède une partie des éléments, ne pouvant être établi d'une manière exacte que sur la durée des guérisons, exige par conséquent plusieurs années d'épreuves appuyées sur des certificats constatant l'effet consécutif des eaux. Ces certificats, qui me sont régulièrement envoyés, sont classés tous les ans au commencement de la saison et mis à l'appui

voquer avant tout dans les maladies goutteuses.

La puissance médicinale de cette eau sur les organes de la digestion, organes toujours malades chez les goutteux, est un fait tellement évident qu'il serait fastidieux de le rappeler ici.

Son action dissolvante sur l'acide urique, et par suite sur le principe goutteux à base d'azote, est une vérité depuis longtemps mise hors de doute par la chimie et sur laquelle il est inutile d'insister. Il en est de même quant à la propriété de l'eau de Vichy de rendre plus fluides le sang et les humeurs qui se trouvent précisément plus ou moins épaissis chez les malades atteints de goutte chronique, et à laquelle vient s'ajouter enfin, par les motifs que nous avons développés plus haut, l'action hyposthénisante sur le système musculaire et neutralisante sur les acides que le principe goutteux tend pernicieusement à développer de plus en plus dans les sécrétions.

Les malades qui voudront faire usage de l'eau de Vichy en boisson pour se guérir de la goutte devront se présenter préalablement à leur mé-

des observations primitives afin de rendre cette statistique sur la vertu et la puissance réelle des eaux aussi exacte que possible.

decin, afin que celui-ci puisse s'assurer de l'état réel de l'estomac et des organes internes, attendu que leur irritation ou leur inflammation pourrait être assez intense pour empêcher le malade d'en faire usage, ou bien encore pour qu'elle fût modifiée en la mélangeant avec d'autres boissons. Toutes ces précautions sont de la plus grande utilité pour éviter que la goutte articulaire, toujours bénigne, ne se transforme par imprudence en goutte interne ou viscérale, plus dangereuse que la première et très souvent mortelle. C'est sans doute pour avoir oublié cette règle si importante de conduite que quelques malades ont éprouvé parfois des effets plus nuisibles qu'utiles, qu'ils ont attribués à l'action des eaux, alors qu'ils n'auraient dû, pour ne pas effrayer les autres malades ni nuire à la réputation des eaux de Vichy, n'accuser de cet insuccès que la position intempestive de leur estomac ou des autres organes de l'appareil digestif.

DE LA GRAVELLE.

Le traitement de la gravelle, quant aux dispositions individuelles ou aux causes déterminantes de cette affection, doit être, ainsi que nous venons de le voir, semblable en tout point à celui de la goutte; il ne pourra varier qu'à l'égard de la nature chimique du dépôt; ainsi, lorsque le sédiment graveleux ou calculeux trouvé dans les urines est formé par de l'acide urique, l'emploi de l'eau de Vichy sera d'une efficacité incontestable et sa dissolution radicale; il en sera de même si le dépôt est composé de phosphate ammoniaco-magnésien. Mais si les produits sont composés de phosphate de chaux, les boissons alcalines seront nuisibles; il faudra, dans ce cas, avoir recours au contraire aux boissons acidulées avec l'acide chlorhydrique ou fortement chargées d'acide carbonique, telles que les eaux de Seltz, de Contrexeville, de Bains, etc. Il en sera de même si la gravelle est formée par du carbonate ou de l'oxalate de chaux; dans ces trois derniers cas, l'usage des eaux à base alcaline serait plus nuisible qu'utile, attendu qu'au lieu de diminuer la maladie, elle ne pourrait au contraire que l'aggraver. C'est un point auquel les malades doivent faire la plus grande attention; mais, pour éviter un semblable danger, ils feront bien, avant de commencer l'usage des eaux, de faire analyser par leur médecin les divers produits expulsés par les urines; de cette manière ils pourront attendre sans crainte, ainsi que sans danger, le résultat salutaire de la puissance médicinale des eaux alcalines de Vichy.

Il serait facile de trouver à l'appui de ce que je viens de dire un grand nombre d'observations; une seule suffira pour démontrer, je pense, toute l'importance de la question : M. R... rendait tous les jours, par suite de l'usage de l'eau de Vichy, des quantités plus ou moins considérables d'un sédiment blanc, granuleux, d'autant plus abondant qu'il buvait davantage. Après avoir fait l'analyse de ce dépôt, je reconnus qu'il était formé de phosphate de chaux. Ce malade, avant d'entrer à l'hôpital, avait déjà fait un traitement d'un mois à Vichy. Ce phénomène, tout à fait insolite pour lui, puisqu'il voyait les produits des autres se dissoudre par l'eau de Vichy, frappa son attention. Le médecin qu'il avait consulté avant d'entrer à l'hôpital l'avait du reste rassuré en lui disant que ce phénomène se produisait assez souvent, et que d'ailleurs c'était un bon signe, puisque les eaux avaient la propriété d'expulser les graviers des reins et de la vessie. Ce résultat, loin d'être salutaire, est au contraire très fâcheux, attendu que les alcalis, en saturant les acides, ont tous la propriété de précipiter ce sel qui n'existe en dissolution dans les urines qu'à la faveur des acides libres qu'elles renferment naturellement. C'est ce qui arrive lorsqu'on boit assez d'eau de Vichy pour rendre les urines alcalines, d'acides qu'elles étaient auparavant; la preuve que le précipité était bien le résultat de l'action alcaline, c'est qu'il cessait de paraître lorsque M. R... suspendait tout traitement. Il m'a été facile d'ailleurs de reproduire plusieurs fois ce précipité en versant directement de l'eau minérale de Vichy dans ces urines, lorsque la veille le malade n'en avait pas fait usage. Cet officier, comme on le pense bien, quitta immédiatement Vichy, les eaux ne pouvant que lui être funestes et donner lieu peut-être avec le temps à un calcul vésical. M. le C. P... et deux autres malades, qui se trouvaient également dans les mêmes conditions, ont éprouvé les mêmes résultats.

Il arrive quelquefois qu'avec la gravelle blanche, ou de toute autre nature, il se trouve mêlé de l'acide urique : dans ce cas il faudra que le malade prenne pendant plusieurs jours les eaux de Vichy, et consacre le reste de la saison à l'usage des eaux acides, ainsi que je l'ai dit plus haut. J'ai pensé qu'il était utile, dans le but de guider les malades et de les préserver des fâcheuses conséquences dont je viens de parler, de donner ici la composition des divers sédiments ou dépôts qui passent avec les urines. Le rang qu'ils occupent sur la liste indiquera aussi leur fréquence dans la nature.

1° Acide urique.
2° Urate d'ammoniaque.
3° Phospate de chaux.
4° — — et phosphate de magnésie.
5° Phosphate ammoniaco-magnésien.
6° Oxalate de chaux.
7° Oxyde cystique.

Tous ces sédiments renferment presque toujours aussi un peu de mucus animal. On voit, d'après ce tableau, que l'eau de Vichy doit être favorable aux deux premiers ainsi qu'au dernier de ces produits, mais que pour les autres il y aurait danger à en conseiller l'usage aux malades. L'eau de Vichy n'agit pas seulement pendant le traitement, son effet se continue quelquefois des années entières sans que le malade rende de nouveaux graviers ni d'urine briquetée : ce qui prouve évidemment que l'action de l'eau ne se borne pas à agir momentanément sur l'acide sécrété, mais qu'elle s'exerce encore sur la substance propre des reins, sur les premières voies, ainsi que sur l'organisme tout entier, et démontre en dernière analyse que cette action n'est pas seulement chimique, mais encore organique et vitale.

DES CALCULS DE LA VESSIE.

D'après ce que nous venons de voir pour la gravelle, il nous reste peu de chose à dire concernant les calculs vésicaux : la seule différence, c'est que la gravelle est plus ou moins divisée et par conséquent plus facile à dissoudre que le calcul, dont les éléments sont fortement soudés ensemble et le volume plus considérable. C'est à la chimie qu'il faudra s'adresser encore ici pour savoir quels sont les malades qui peuvent espérer un résultat favorable des eaux. Il va sans dire que si le calcul est trop volumineux, et quelle que soit sa nature, il n'est guère possible d'espérer ni une dissolution ni une disgrégation de leur part. Il faut, dans ce cas, et sans plus tarder, avoir recours à la taille ou à la lithotritie, et ne pas attendre des résultats qui ne peuvent être que chimériques.

Les calculs vésicaux que l'on trouve chez l'homme se présentent dans l'ordre suivant. Le lecteur jugera, s'il est malade, dans quelle catégorie il doit être placé, et par conséquent quelles sont les chances de guérison qu'il doit espérer des eaux de Vichy.

1° Sur 64 calculs que M. Chevallier a analysés, il en a trouvé :

52 d'acide urique ou d'urate d'ammoniaque ;
6 de phosphate de chaux;
4 de phosphate ammoniaco-magnésien;
2 d'oxalate de chaux.

2° Sur 141 calculs que ce célèbre chimiste a analysés pour M. Civiale, il y en avait :

121 d'acide urique et d'urate d'ammoniaque ;
8 de phosphate de chaux;
7 de phosphate de chaux ammoniaco-magnésien ;
1 d'acide urique, de phosphate et d'oxalate de chaux;
3 d'acide urique et de phosphate ;
1 d'oxalate de chaux.

Il est facile de voir, d'après les éléments qui composent ces calculs, quelle sera la réaction que pourra exercer sur chacun d'eux l'eau alcaline de Vichy. On ne doit pas ignorer que son action est double, qu'elle s'exerce d'abord sur la matière animale qui lie les molécules des calculs entre eux, dont les fragments tombent ensuite par disgrégation et sont entraînés par les urines; c'est ainsi qu'elle agit sur les phosphates et sur les oxalates de chaux; tandis que son action est toute dissolvante lorsque les calculs sont formés d'acide urique, d'urate d'ammoniaque ou d'oxyde cystique; dans ces circonstances le malade pourra espérer une guérison radicale si l'action hyposthénisante des eaux sur l'organisme lui permet d'en supporter assez longtemps l'usage.

NOMENCLATURE DES MALADIES DANS LESQUELLES LES EAUX DE VICHY SONT SALUTAIRES.

Organes de la digestion.

Gastrites chroniques.

Gastralgies.

Aigreurs d'estomac.

Dyspepsie.

Boulimie due à une névrose ou irritation ancienne de l'estomac.

Nausées.

Vomissements.

Digestions lentes, pénibles, laborieuses.

Entérites chroniques (maladie des petits intestins).

Colites chroniques, par suite de diarrhée ou de dyssenterie (maladie des gros intestins).

Engorgement du foie.

Coliques hépatiques (du foie).

Duodénite chronique.

Ictère ou jaunisse.

Engorgement de la rate.

— des glandes mésentériques (du bas-ventre).

Engorgement du pancréas.

— des viscères de l'abdomen qui sont la suite de fièvres intermittentes, accompagnées de pâleur de la face, de bouffissure, d'œdème ou d'infiltration de la peau, avec défaut du ton des muqueuses de l'appareil digestif.

Organes de l'appareil urinaire et génital.

Néphrites chroniques, simples ou avec sécrétions anormales des reins, diabètes et albuminurie.

Coliques néphrétiques (des reins).

Gravelle d'acide urique.

— de phosphate ammoniaco-magnésien.

Gravelle d'oxyde cystique.

Calculs urinaux d'acide urique ou de phosphate ammoniaco-magnésien.

Catarrhe vésical.

Paralysie de la vessie.

Incontinence d'urine.

Pertes séminales.

Engorgements de la matrice et des ovaires, pertes blanches, chlorose ou pâles couleurs par suite d'un état de faiblesse des organes génitaux ou digestifs, aménorrhée ou défaut d'écoulement des règles.

Palpitations du cœur, sympathiques d'une maladie de l'estomac.

Appareil de la locomotion.

Rhumatismes articulaires, goutteux.

— musculaires.

Goutte.

Sciatique.

Ankyloses naissantes.

Périostoses.

Elles peuvent encore être utiles dans les engorgements des glandes lymphatiques, ainsi que dans beaucoup de maladies cutanées qu'on traite aujourd'hui avec succès, tant à l'extérieur qu'à l'intérieur, par des solutions alcalines ou sulfuro-alcalines, telles que le lichen, le prurigo, les dartres furfuracées, l'eczéma simplex ou chronique, du cuir chevelu ou teigne furfuracée, l'eczéma des parties génitales et des cuisses chez l'homme et la femme avec démangeaison, de même que la gale que l'on prend souvent pour l'eczéma simplex. Il faudra faire attention seulement que ces diverses affections soient sans inflammation au moment du traitement.

Elles sont contraires aux maladies du cerveau, aux personnes qui sont menacées d'apoplexie ou sous l'influence de quelque maladie organique du cœur.

Je dois rappeler de nouveau, en terminant, que les eaux alcalines de Vichy n'agissent efficacement qu'autant que les affections qu'on y apporte ne sont ni trop anciennes ni trop récentes, c'est-à-dire qu'il faudra y venir immédiatement après que l'état inflammatoire aigu aura abandonné les organes malades.

Ici se termine la tâche que je m'étais imposée ; j'ai voulu offrir un résumé aussi complet que le comporte le cadre que je me suis tracé des conseils à adresser non-seulement aux malades qui viennent prendre les eaux aux sources mêmes, mais encore à ceux qui, ne pouvant se déplacer, sont forcés de les boire loin de Vichy. Je serais heureux et suffisamment récompensé si les uns et les autres trouvent dans les avis renfermés dans cet ouvrage un retour complet à la santé, ou tout au moins un grand soulagement à leurs souffrances.

FIN.

TABLE DES MATIÈRES

FIN DE LA TABLE.

www.ingramcontent.com/pod-product-compliance
Lightning Source LLC
LaVergne TN
LVHW020559230826
846091LV00002B/533

* 9 7 8 2 0 1 1 2 6 4 4 0 4 *